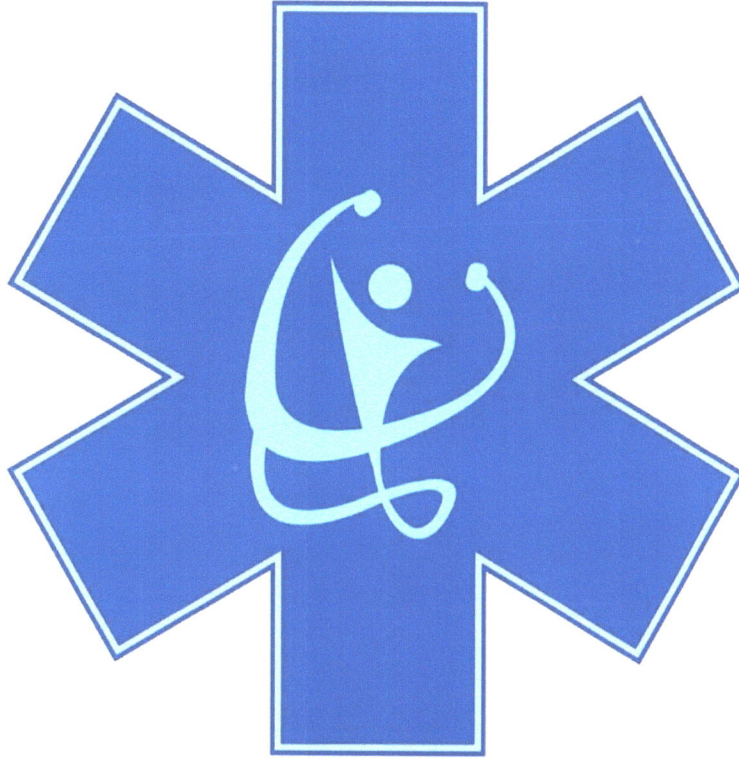

أكاديمية العلوم الصحية

Academy of Health Sciences

Lumbago

Prepared by: Oqba Alaswad

Academy of Health Sciences

Academy of Health Sciences

All rights received ©2017 by Academy of Health Sciences

Oqba Alaswad

www.hsacademy.org

info@hsacademy.org

ISBN 13: 9784598303064

ISBN 10: 4598303069

الام اسفل الظهر

L.B.P

مقدمـــــــــــــــة:

- ❖ تعتبر آلام اسفل الظهر من أكثر المشاكل الصحية شيوعاً بين الناس و يأتي في المرتبة الثانية بعد نزلات البرد كسبب للتردد على الأطباء.
- ❖ وتتكون منطقة الظهر من (33) فقرة على النحو التالي : (7) عنقية ، (12) صدرية ، (5) قطنية ، (5) عجزية ملتحمين (جزء واحد) ، (4) عصعصية ملتحمين (جزء واحد) و تحتوي على 139 مفصل و عدد من الأربطة التي تربط الفقرات ببعضها .

❋ **أسباب آلام أسفل الظهر** أهمها **باختصار**:

- أسباب ميكانيكية : وتمثل أكثر من 90% من أسباب آلام اسفل الظهر والمقصود بها :استعمال الظهر بطريقة خاطئة وغير صحيحة في الأنشطة اليومية مما يعرض منطقة اسفل الظهر لإجهاد شديد ينتج عنه تقلص مزمن أو حاد بالعضلات المحيطة بالعمود الفقري أو انزلاق نواة القرص الغضروفي مما يؤدي إلى اختناق بأحد الجذور العصبية المغذية للطرف السفلي و يظهر ذلك في صورة ألم شديد جداً لا يطاق مع تنميل وخدلان بأحد الطرفين السفليين أو هما معاً.
- **أسباب روماتزمية – سبب ايضة او لها علاقة بالغدد الصماء – الضغط النفسي – اسباب بكتيرية- بعض امراض الجهاز البولي التناسلي – بعض امراض الجهاز الهضمي – بعض الاورام.**

❋ **كيفية تجنب حدوث آلام اسفل الظهر** ، اتباع القواعد الصحيحة لاستعمال الظهر في الأنشطة اليومية فمثلاً:

عند الراحة و النوم : تجنب النوم على سطح إسفنجي أو ناشف جداً مثل الأرض أيضا تجنب التعرض لتيار هواء مباشر أثناء النوم

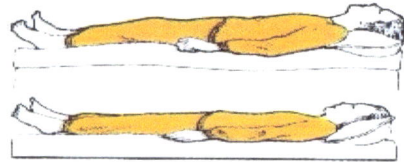

✓ عند الحركة من و إلى الفراش: استعمل الأسلوب الصحيح لذلك .

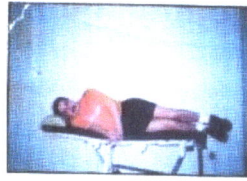

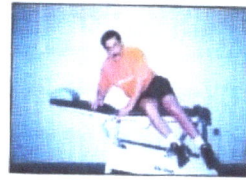

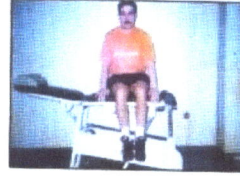

الجلوس على المكتب أو أثناء قيادة السيارة: يكون الظهر مستنداً تماماً مع الاحتفاظ بزاوية الجلوس 90 درجة

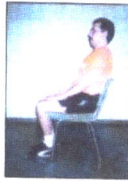

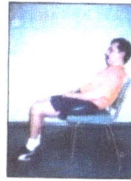

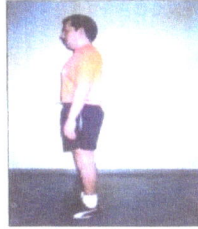

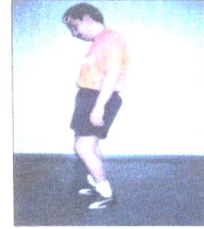

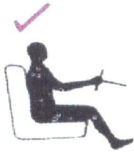

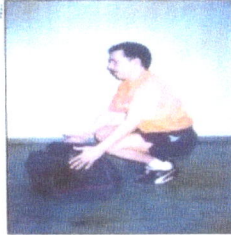

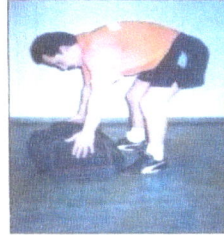

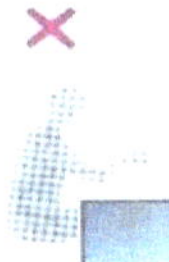

✓ عند الوقوف : قف مستقيماً و الصدر لأعلى و البطن للداخل .

استعمال الطريقة لحمل الأشياء : ثني الركبتين و في استقامة الظهر .

- **التشخيص** :

☒ الأشعة العادية (Plain X-ray) – الاشعة المقطعية (ct – scan) – الرنين المغناطيسي – المسح الذري – اضافة الى بعض التحاليل.

❖ العــــــــــــلاج :

🙢 **العلاج الدوائي** و يتمثل في المسكنات و مضادات الالتهاب و أحيانا بعض المهدئات

🙢 **العلاج الطبيعي** و يتمثل في التمرينات العلاجية بالإضافة للعلاج الحراري (موجات قصيرة أو أشعة تحت الحمراء أو موجات فوق صوتية) أو العلاج الكهربي و يتمثل في التيارات المتداخلة أو تيارات أخرى يراها الطبيب المعالج أو العلاج المائي الحقن الموضعي للجذر العصبي أو المفصل الزلالي المصاب وهذه الطريقة لها مفعول قوي جداً وفعال في علاج كثير من الحالات خاصة إذا تم إعطاؤه عن طريق الطبيب المختص بجرعة تتراوح من 3-5 حقن في السنة بواقع حقنة موضعية أسبوعيا و لا يوجد أي مضاعفات لهذه الطريقة لأن الجرعة التي تحقن من الكورتيزون أسبوعيا لا تزيد عن الجرعة الفسيولوجية .

🙢 **التدخل الجراحي** : و ذلك إذا لم تجدي الخطوات السابقة لمدة 6 شهور على الأقل .

تمرينات لمرضى آلام اسفل الظهر

أولاً : تمرينات الاستطالة

1) _ يقوم المريض بثني الساقين خمس و أربعون درجة ثم يقوم بجذب ساقيه بيديه برفق في اتجاه بطنه و هذا التمرين يفيد في استطالة عضلات الظهر و يمكن أن يؤدي التمرين بجذب ساق واحدة ثم إنزالها ثم رفع الساق الأخرى.

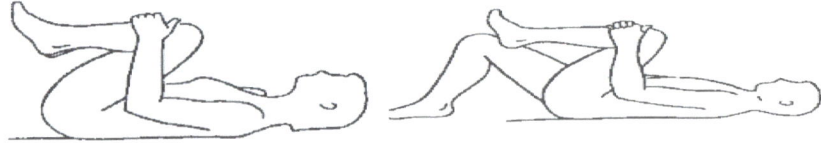

2) _ من وضع السجود يقوم المريض بفرد ذراعيه للأمام قدر الإمكان و الإحساس بالاستطالة و الشد في عضلات الظهر.

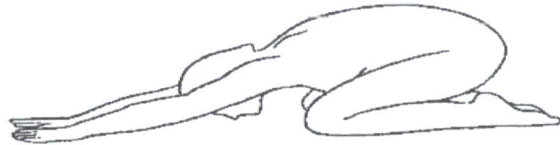

3) _ يأخذ المريض وضع القطة و بحيث يكون مستندا علي يديه وركبتيه يقوس الظهر لأسفل مع رفع الرأس ثم يقوس الظهر لأعلي مع خفض الرأس مع ملاحظة عدم الضغط بشدة في آخر مدي الحركة.

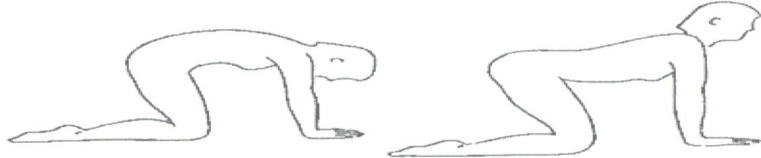

4) _ من وضع النوم علي البطن يقوم المريض برفع الرأس و الصدر لأعلي عن طريق فرد الذراعين و هذا التمرين يفيد في استطالة عضلات البطن و الفخذ ويمكن أداء هذا التمرين من وضع الوقوف كما بالصورة.

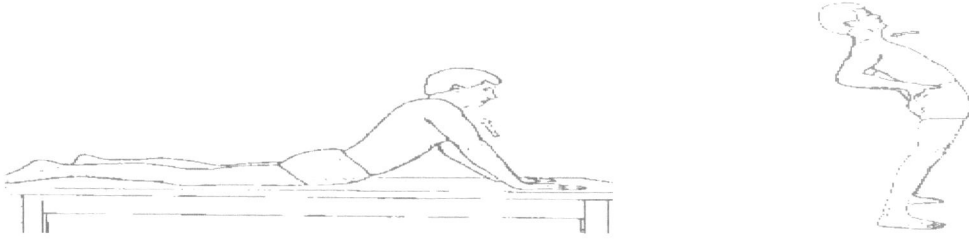

5) _ يجلس المريض علي حرف السرير مع وضع إحدى ساقيه مفرودة علي السرير و يميل بجسمه للأمام محاولاً لمس أصابع القدم مع الحفاظ علي الركبة مفرودة ثم يقوم بعمل نفس التمرين للساق الأخرى و هذا التمرين يفيد في استطالة عضلات الفخذ الخلفية.

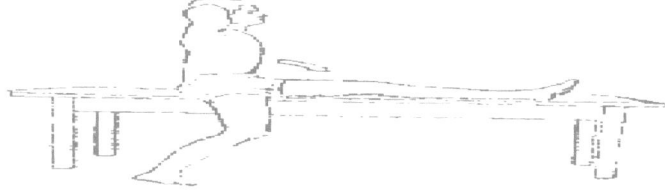

6) _ ينام المريض بحيث يكون الساقين إلى الركبتين خارج السرير ثم يقوم برفع إحدى ساقيه إلى البطن بيديه مع الحفاظ علي الساق الأخرى علي السرير و يحس بالشد لعضلات الفخذ الأمامية لهذه الساق و ينتظر لثوان في هذا الوضع و يكرر هذا التمرين للساق الأخرى.

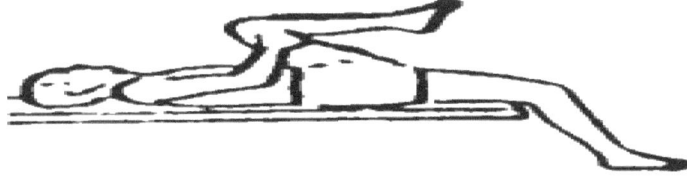

7) _ من وضع الوقوف يقوم المريض بوضع ساق مثنية للأمام و الأخرى للخلف و يميل بجسمه للأمام لشد عضلات الفخذ الأمامية للساق الخلفية.

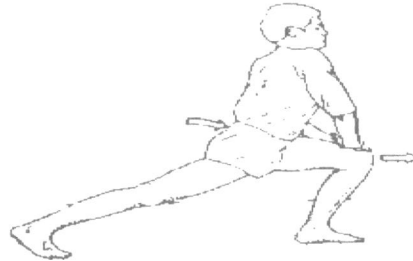

الهدف من هذه التمرينات هو استطالة و تقوية عضلات الظهر والبطن لحماية غضاريف وأنسجة الظهر وزيادة قوة تحمل عضلات البطن والظهر و تحسين الدورة الدموية لأنسجة الظهر وزيادة اتزان العمود الفقري.

8) _ لتقوية عضلات الظهر يقوم المريض بثني الساقين خمس و أربعون درجة ثم يقوم برفع الجذع لأعلي و النزول ثانية.

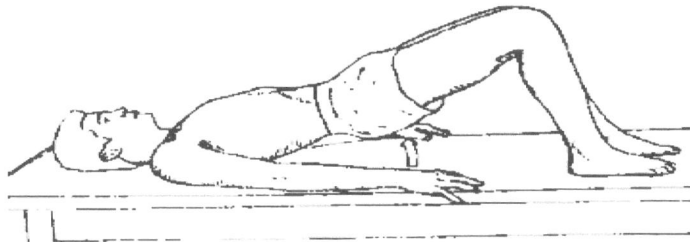

9) _ تقوية عضلات الظهر أيضا يقوم المريض من وضع النوم علي البطن برفع الرأس و الصدر لأعلي و النزول ثانية.

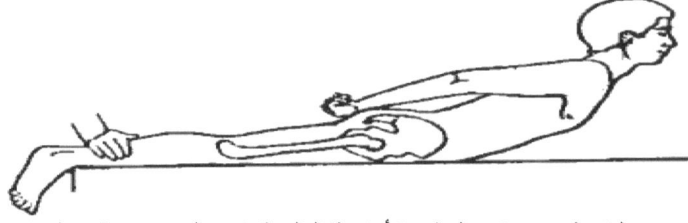

10) _ لتقوية عضلات البطن الأمامية العلوية يقوم المريض بثني الساقين خمس و أربعون درجة ثم يقوم بالضغط بظهره علي السرير لفرد الفقرات القطنية مع يقوم برفع الرأس و الصدر لأعلي في اتجاه البطن و النزول ثانية مع ملاحظة أنه لا يلزم رفع الجذع إلى وضع الجلوس و لكن يكفي رفعه إلى وضع تكون فيه الرأس و الأكتاف مرفوعة عن السرير.

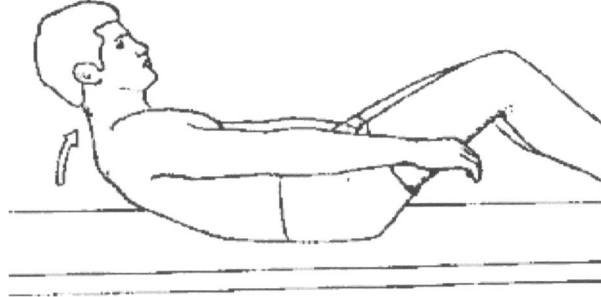

11) _ يكرر نفس التمرين السابق و لكن مع دوران الجذع في اتجاه أحد الركبتين ثم يعود إلى وضع البداية ثم يرفع الجذع في اتجاه الركبة الأخرى هذا التمرين يفيد في تقوية عضلات البطن الجانبية العلوية.

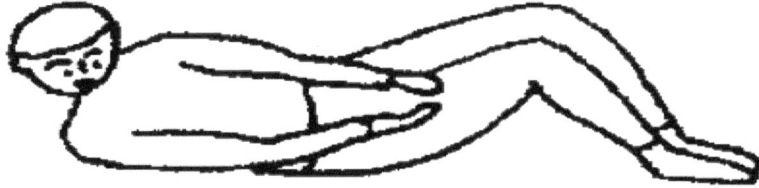

12) _ يقوم المريض بثني الساقين خمس و أربعون درجة ثم يقوم بالضغط بظهره علي السرير لفرد الفقرات القطنية ثم يقوم برفع ساقيه في اتجاه بطنه و النزول ثانية و هذا التمرين يفيد في تقوية عضلات البطن الأمامية السفلية.

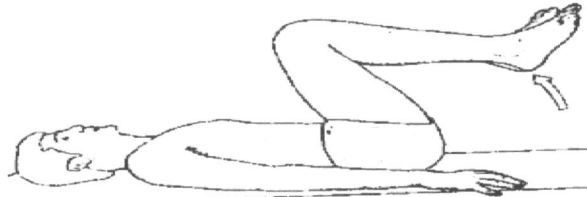

13) _ يكرر نفس التمرين السابق ولكن مع رفع الركبتين في اتجاه أحد الكتفين ثم يعود إلى وضع البداية ثم يرفع الركبتين في اتجاه الكتف الأخر و هذا التمرين يفيد في تقوية عضلات البطن الجانبية السفلية.

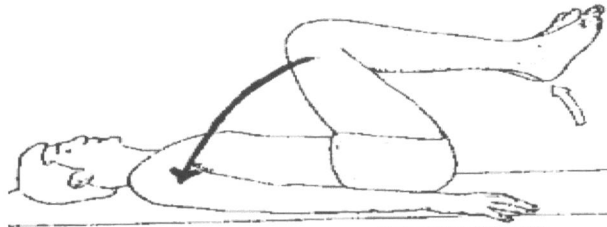

14) _ يحاول المريض وهو نائم على جانبه مستندا على الكوع مع ثني الركبتين رفع الجذع لجعله بمحاذاة باقي الجسم مع الاستناد علي الكوع و الركبتين ثم نزول الجذع.

الام اسفل الظهر

L.B.P

مقدمـــــــــــــــــــة:

- ❖ تعتبر آلام اسفل الظهر من أكثر المشاكل الصحية شيوعاً بين الناس و يأتي في المرتبة الثانية بعد نزلات البرد كسبب للتردد على الأطباء.
- ❖ وتتكون منطقة الظهر من (33) فقرة على النحو التالي : (7) عنقية ، (12) صدرية ، (5) قطنية ، (5) عجزية ملتحمين (جزء واحد) ، (4) عصعصية ملتحمين (جزء واحد) و تحتوي على 139 مفصل و عدد من الأربطة التي تربط الفقرات ببعضها .

❋ **أسباب آلام أسفل الظهر** أهمها باختصار:

- أسباب ميكانيكية : وتمثل أكثر من 90% من أسباب آلام اسفل الظهر والمقصود بها :استعمال الظهر بطريقة خاطئة وغير صحيحة في الأنشطة اليومية مما يعرض منطقة اسفل الظهر لإجهاد شديد ينتج عنه تقلص مزمن أو حاد بالعضلات المحيطة بالعمود الفقري أو انزلاق نواة القرص الغضروفي مما يؤدي إلى اختناق بأحد الجذور العصبية المغذية للطرف السفلي و يظهر ذلك في صورة ألم شديد جداً لا يطاق مع تنميل وخدلان بأحد الطرفين السفليين أو هما معاً.
- **أسباب روماتزمية – سبب ايضة او لها علاقة بالغدد الصماء – الضفط النفسي – اسباب بكتيرية- بعض امراض الجهاز البولي التناسلي – بعض امراض الجهاز الهضمي – بعض الاورام.**

❋ **كيفية تجنب حدوث آلام اسفل الظهر** , اتباع القواعد الصحيحة لاستعمال الظهر في الأنشطة اليومية فمثلاً:

عند الراحة و النوم : تجنب النوم على سطح إسفنجي أو ناشف جداً مثل الأرض أيضا تجنب التعرض لتيار هواء مباشر أثناء النوم

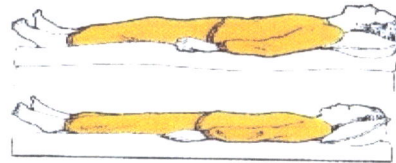

✓ عند الحركة من و إلى الفراش: استعمل الأسلوب الصحيح لذلك .

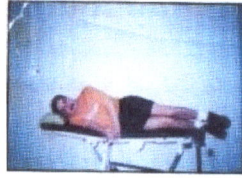

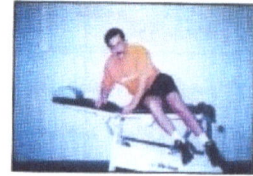

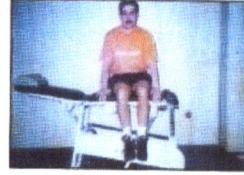

<u>الجلوس على المكتب أو أثناء قيادة السيارة</u>: يكون الظهر مستنداً تماماً مع الاحتفاظ بزاوية الجلوس 90 درجة

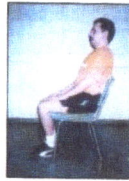

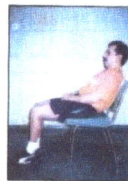

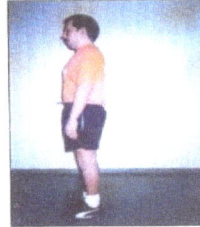

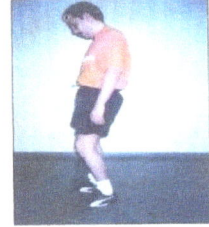

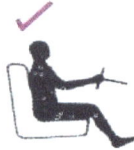

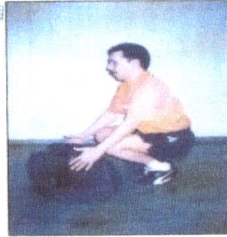

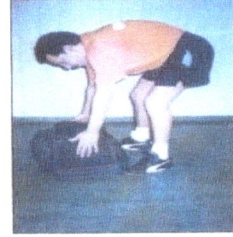

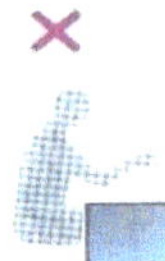

✓ <u>عند الوقوف</u> : قف مستقيماً و الصدر لأعلى و البطن للداخل .

<u>استعمال الطريقة لحمل الأشياء :</u> ثني الركبتين و في استقامة الظهر .

❖ <u>التشخيص</u> :

☒ الأشعة العادية (Plain X-ray) – الاشعة المقطعية (ct – scan) – الرنين المغناطيسي – المسح الذري – اضافة الى بعض التحاليل.

❖ ***العـــــــــــــلاج:***

- **العلاج الدوائي** و يتمثل في المسكنات و مضادات الالتهاب و أحيانا بعض المهدئات
- **العلاج الطبيعي** و يتمثل في التمرينات العلاجية بالإضافة للعلاج الحراري (موجات قصيرة أو أشعة تحت الحمراء أو موجات فوق صوتية) أو العلاج الكهربي و يتمثل في التيارات المتداخلة أو تيارات أخرى يراها الطبيب المعالج أو العلاج المائي الحقن الموضعي للجذر العصبي أو المفصل الزلالي المصاب وهذه الطريقة لها مفعول قوي جداً وفعال في علاج كثير من الحالات خاصة إذا تم إعطاؤه عن طريق الطبيب المختص بجرعة تتراوح من 3-5 حقن في السنة بواقع حقنة موضعية أسبوعيا و لا يوجد أي مضاعفات لهذه الطريقة لأن الجرعة التي تحقن من الكورتيزون أسبوعيا لا تزيد عن الجرعة الفسيولوجية .
- **التدخل الجراحي** : و ذلك إذا لم تجدي الخطوات السابقة لمدة 6 شهور على الأقل .

تمرينات لمرضى آلام اسفل الظهر

أولاً : تمرينات الاستطالة

15)_ يقوم المريض بثني الساقين خمس و أربعون درجة ثم يقوم بجذب ساقيه بيديه برفق في اتجاه بطنه و هذا التمرين يفيد في استطالة عضلات الظهر و يمكن أن يؤدي التمرين بجذب ساق واحدة ثم إنزالها ثم رفع الساق الأخرى.

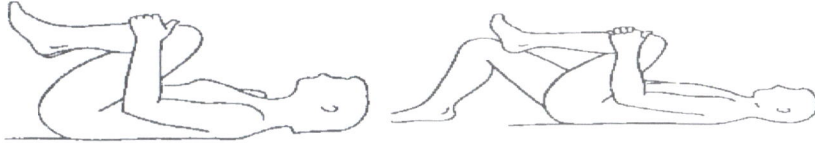

16)_ من وضع السجود يقوم المريض بفرد ذراعيه للأمام قدر الإمكان و الإحساس بالاستطالة و الشد في عضلات الظهر.

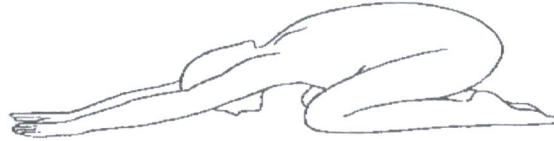

17)_ يأخذ المريض وضع القطة و بحيث يكون مستندا علي يديه وركبتيه يقوس الظهر لأسفل مع رفع الرأس ثم يقوس الظهر لأعلي مع خفض الرأس مع ملاحظة عدم الضغط بشدة في آخر مدي الحركة.

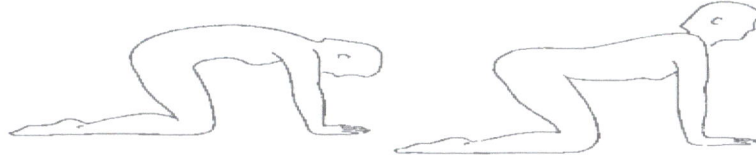

18)_ من وضع النوم علي البطن يقوم المريض برفع الرأس و الصدر لأعلي عن طريق فرد الذراعين و هذا التمرين يفيد في استطالة عضلات البطن و الفخذ ويمكن أداء هذا التمرين من وضع الوقوف كما بالصورة.

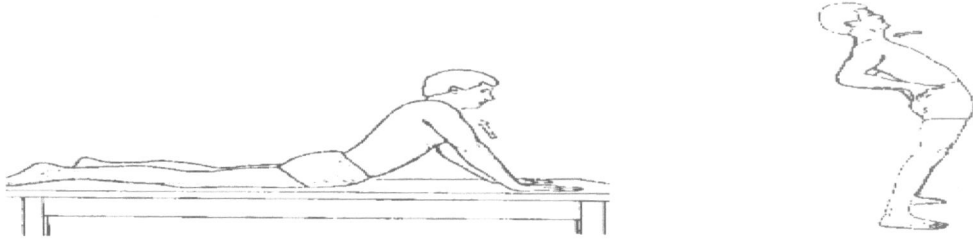

19) _ يجلس المريض علي حرف السرير مع وضع إحدى ساقيه مفرودة علي السرير و يميل بجسمه للأمام محاولاً لمس أصابع القدم مع الحفاظ علي الركبة مفرودة ثم يقوم بعمل نفس التمرين للساق الأخرى و هذا التمرين يفيد في استطالة عضلات الفخذ الخلفية.

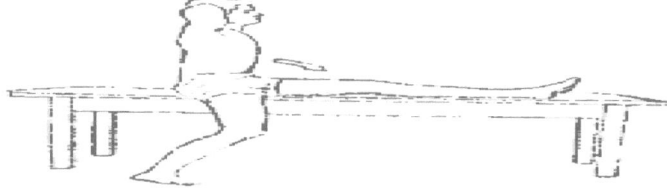

20) _ ينام المريض بحيث يكون الساقين إلى الركبتين خارج السرير ثم يقوم برفع إحدى ساقيه إلى البطن بيديه مع الحفاظ علي الساق الأخرى علي السرير و يحس بالشد لعضلات الفخذ الأمامية لهذه الساق و ينتظر لثوان في هذا الوضع و يكرر هذا التمرين للساق الأخرى.

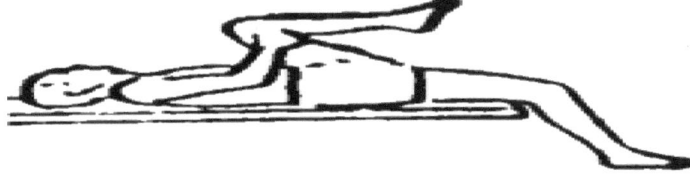

21) _ من وضع الوقوف يقوم المريض بوضع ساق مثنية للأمام و الأخرى للخلف و يميل بجسمه للأمام لشد عضلات الفخذ الأمامية للساق الخلفية.

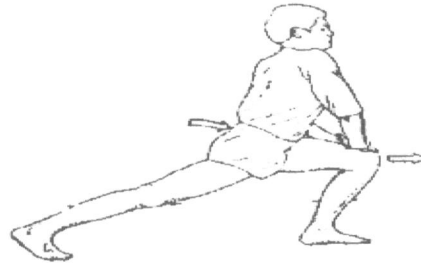

الهدف من هذه التمرينات هو استطالة وتقوية عضلات الظهر والبطن لحماية غضاريف وأنسجة الظهر وزيادة قوة تحمل عضلات البطن والظهر وتحسين الدورة الدموية لأنسجة الظهر وزيادة اتزان العمود الفقري.

22) _ لتقوية عضلات الظهر يقوم المريض بثني الساقين خمس و أربعون درجة ثم يقوم برفع الجذع لأعلي و النزول ثانية.

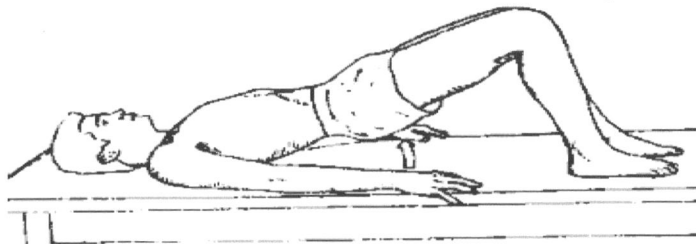

23) تقوية عضلات الظهر أيضا يقوم المريض من وضع النوم علي البطن برفع الرأس و الصدر لأعلي و النزول ثانية.

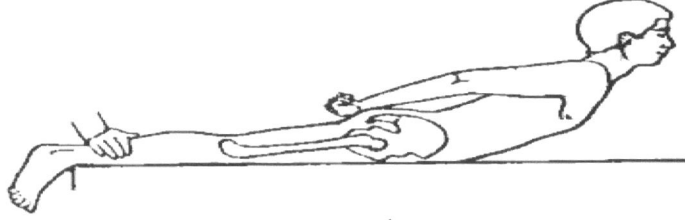

24) لتقوية عضلات البطن الأمامية العلوية يقوم المريض بثني الساقين خمس و أربعون درجة ثم يقوم بالضغط بظهره علي السرير لفرد الفقرات القطنية مع يقوم برفع الرأس و الصدر لأعلي في اتجاه البطن و النزول ثانية مع ملاحظة أنه لا يلزم رفع الجذع إلى وضع الجلوس و لكن يكفي رفعه إلى وضع تكون فيه الرأس و الأكتاف مرفوعة عن السرير.

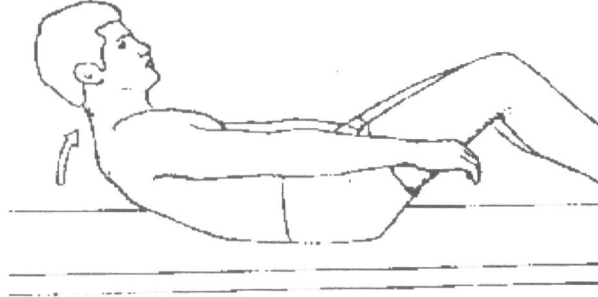

25) يكرر نفس التمرين السابق و لكن مع دوران الجذع في اتجاه أحد الركبتين ثم يعود إلى وضع البداية ثم يرفع الجذع في اتجاه الركبة الأخرى هذا التمرين يفيد في تقوية عضلات البطن الجانبية العلوية.

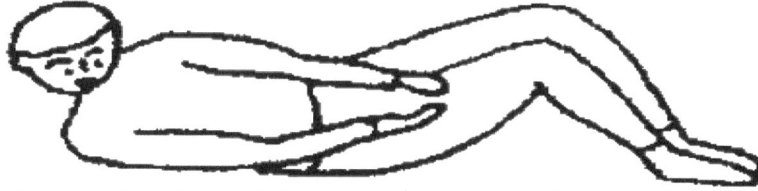

26) يقوم المريض بثني الساقين خمس و أربعون درجة ثم يقوم بالضغط بظهره علي السرير لفرد الفقرات القطنية ثم يقوم برفع ساقيه في اتجاه بطنه و النزول ثانية و هذا التمرين يفيد في تقوية عضلات البطن الأمامية السفلية.

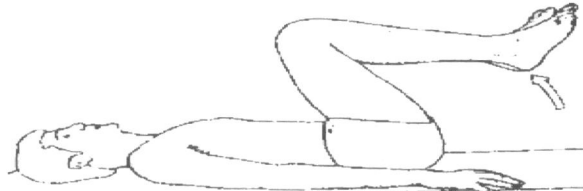

27) يكرر نفس التمرين السابق ولكن مع رفع الركبتين في اتجاه أحد الكتفين ثم يعود إلى وضع البداية ثم يرفع الركبتين في اتجاه الكتف الأخر و هذا التمرين يفيد في تقوية عضلات البطن الجانبية السفلية.

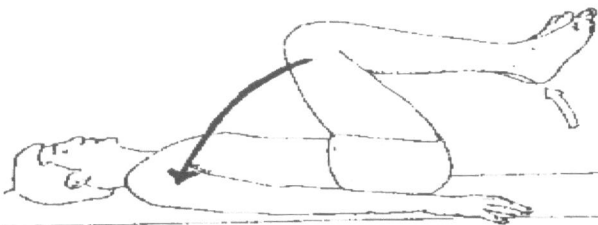

28) يحاول المريض وهو نائم على جانبه مستندا على الكوع مع ثني الركبتين رفع الجذع لجعله بمحاذاة باقي الجسم مع الاستناد علي الكوع و الركبتين ثم نزول الجذع.

الام اسفل الظهر

L.B.P

مقدمة :

❖ تعتبر آلام اسفل الظهر من أكثر المشاكل الصحية شيوعاً بين الناس و يأتي في المرتبة الثانية بعد نزلات البرد كسبب للتردد على الأطباء.

❖ وتتكون منطقة الظهر من (33) فقرة على النحو التالي : (7) عنقية ، (12) صدرية ، (5) قطنية ، (5) عجزية ملتحمين (جزء واحد) ، (4) عصعصية ملتحمين (جزء واحد) و تحتوي على 139 مفصل و عدد من الأربطة التي تربط الفقرات ببعضها .

※ **أسباب آلام أسفل الظهر** أهمها باختصار :

● **أسباب ميكانيكية** : وتمثل أكثر من 90% من أسباب آلام اسفل الظهر والمقصود بها :استعمال الظهر بطريقة خاطئة وغير صحيحة في الأنشطة اليومية مما يعرض منطقة اسفل الظهر لإجهاد شديد ينتج عنه تقلص مزمن أو حاد بالعضلات المحيطة بالعمود الفقري أو انزلاق نواة القرص الغضروفي مما يؤدي إلى اختناق بأحد الجذور العصبية المغذية للطرف السفلي و يظهر ذلك في صورة ألم شديد جداً لا يطاق مع تنميل وخدلان بأحد الطرفين السفليين أو هما معاً .

● أسباب روماتزمية – سبب ايضة او لها علاقة بالغدد الصماء – الضغط النفسي – اسباب بكتيرية- بعض امراض الجهاز البولي التناسلي – بعض امراض الجهاز الهضمي – بعض الاورام.

※ **كيفية تجنب حدوث آلام اسفل الظهر** , اتباع القواعد الصحيحة لاستعمال الظهر في الأنشطة اليومية فمثلاً :

عند الراحة و النوم : تجنب النوم على سطح إسفنجي أو ناشف جداً مثل الأرض أيضا تجنب التعرض لتيار هواء مباشر أثناء النوم

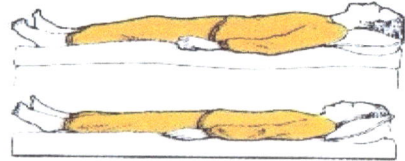

✓ عند الحركة من و إلى الفراش: استعمل الأسلوب الصحيح لذلك .

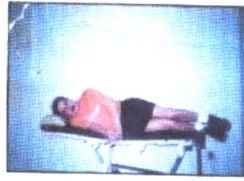

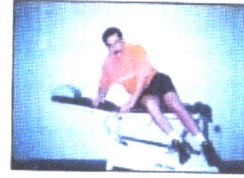

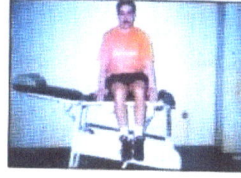

الجلوس على المكتب أو أثناء قيادة السيارة: يكون الظهر مستنداً تماماً مع الاحتفاظ بزاوية الجلوس 90 درجة

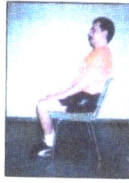

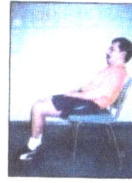

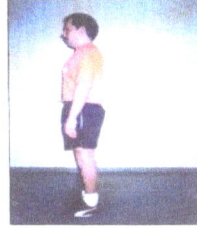

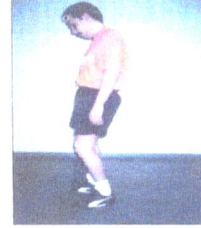

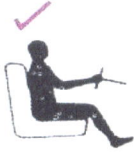

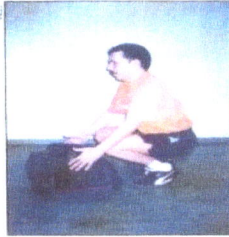

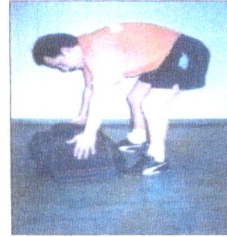

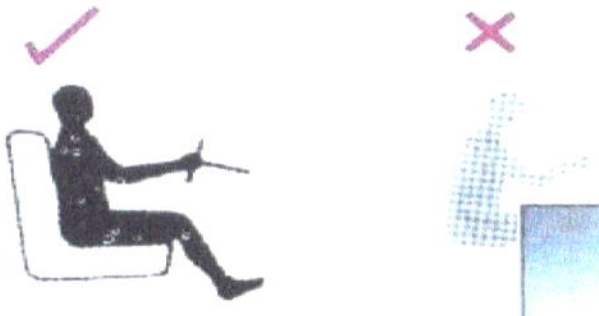

✓ عند الوقوف : قف مستقيماً و الصدر لأعلى و البطن للداخل .

استعمال الطريقة لحمل الأشياء : ثني الركبتين و في استقامة الظهر .

❖ التشخيص :

☒ الأشعة العادية (Plain X-ray) – الاشعة المقطعية (ct – scan) – الرنين المغناطيسي – المسح الذري – اضافة الى بعض التحاليل.

❖ **العــــــــــلاج:**

- **العلاج الدوائي** و يتمثل في المسكنات و مضادات الالتهاب و أحيانا بعض المهدئات

- **العلاج الطبيعي** و يتمثل في التمرينات العلاجية بالإضافة للعلاج الحراري (موجات قصيرة أو أشعة تحت الحمراء أو موجات فوق صوتية) أو العلاج الكهربي و يتمثل في التيارات المتداخلة أو تيارات أخرى يراها الطبيب المعالج أو العلاج المائي الحقن الموضعي للجذر العصبي أو المفصل الزلالي المصاب وهذه الطريقة لها مفعول قوي جداً وفعال في علاج كثير من الحالات خاصة إذا تم إعطاؤه عن طريق الطبيب المختص بجرعة تتراوح من 3-5 حقن في السنة بواقع حقنة موضعية أسبوعيا و لا يوجد أي مضاعفات لهذه الطريقة لأن الجرعة التي تحقن من الكورتيزون أسبوعيا لا تزيد عن الجرعة الفسيولوجية .

- **التدخل الجراحي** : و ذلك إذا لم تجدي الخطوات السابقة لمدة 6 شهور على الأقل .

تمرينات لمرضى آلام اسفل الظهر

أولاً : تمرينات الاستطالة

29) _ يقوم المريض بثني الساقين خمس و أربعون درجة ثم يقوم بجذب ساقيه بيديه برفق في اتجاه بطنه و هذا التمرين يفيد في استطالة عضلات الظهر و يمكن أن يؤدي التمرين بجذب ساق واحدة ثم إنزالها ثم رفع الساق الأخرى.

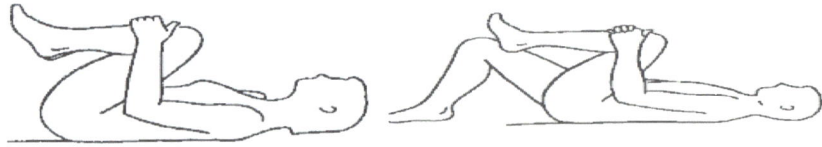

30) _ من وضع السجود يقوم المريض بفرد ذراعيه للأمام قدر الإمكان و الإحساس بالاستطالة و الشد في عضلات الظهر.

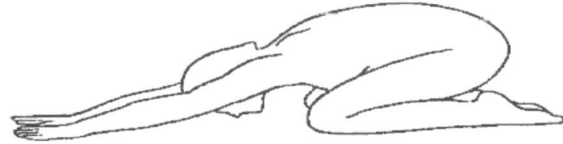

31) _ يأخذ المريض وضع القطة و بحيث يكون مستندا علي يديه وركبتيه يقوس الظهر لأسفل مع رفع الرأس ثم يقوس الظهر لأعلي مع خفض الرأس مع ملاحظة عدم الضغط بشدة في آخر مدي الحركة.

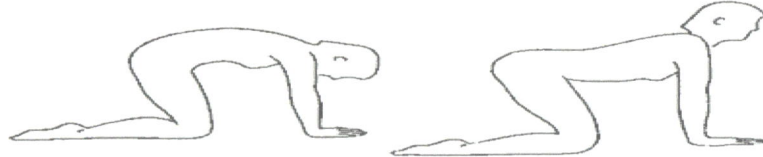

32) _ من وضع النوم علي البطن يقوم المريض برفع الرأس و الصدر لأعلي عن طريق فرد الذراعين و هذا التمرين يفيد في استطالة عضلات البطن و الفخذ ويمكن أداء هذا التمرين من وضع الوقوف كما بالصورة.

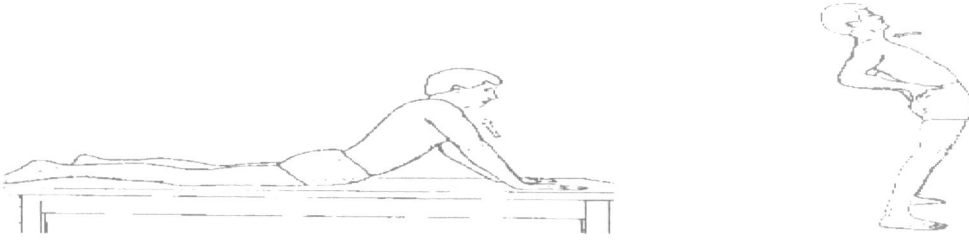

33) _ يجلس المريض على حرف السرير مع وضع إحدى ساقيه مفرودة على السرير و يميل بجسمه للأمام محاولاً لمس أصابع القدم مع الحفاظ على الركبة مفرودة ثم يقوم بعمل نفس التمرين للساق الأخرى و هذا التمرين يفيد في استطالة عضلات الفخذ الخلفية.

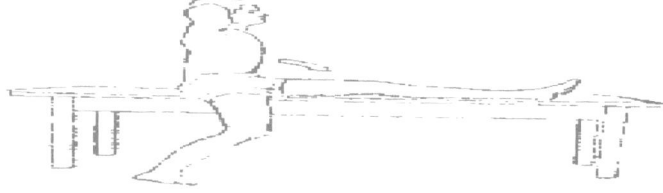

34) _ ينام المريض بحيث يكون الساقين إلى الركبتين خارج السرير ثم يقوم برفع إحدى ساقيه إلى البطن بيديه مع الحفاظ على الساق الأخرى على السرير و يحس بالشد لعضلات الفخذ الأمامية لهذه الساق و ينتظر لثوان في هذا الوضع و يكرر هذا التمرين للساق الأخرى.

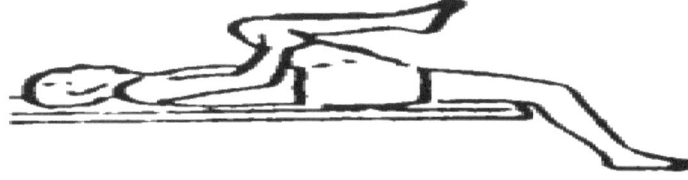

35) _ من وضع الوقوف يقوم المريض بوضع ساق مثنية للأمام و الأخرى للخلف و يميل بجسمه للأمام لشد عضلات الفخذ الأمامية للساق الخلفية.

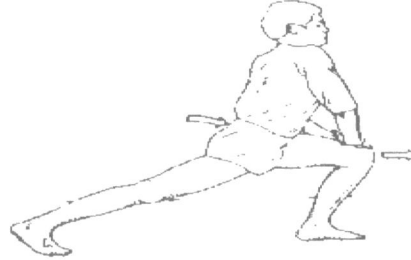

الهدف من هذه التمرينات هو استطالة و تقوية عضلات الظهر و البطن لحماية غضاريف و أنسجة الظهر و زيادة قوة تحمل عضلات البطن و الظهر و تحسين الدورة الدموية لأنسجة الظهر و زيادة اتزان العمود الفقري.

36) _ لتقوية عضلات الظهر يقوم المريض بثني الساقين خمس و أربعون درجة ثم يقوم برفع الجذع لأعلى و النزول ثانية.

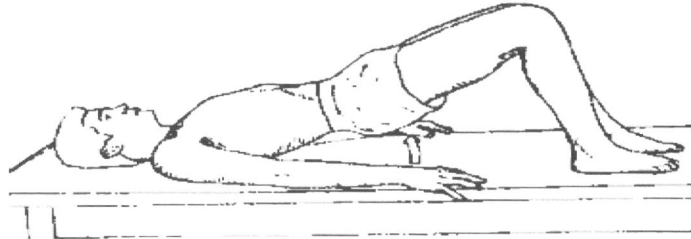

37) _ تقوية عضلات الظهر أيضا يقوم المريض من وضع النوم علي البطن برفع الرأس و الصدر لأعلي و النزول ثانية.

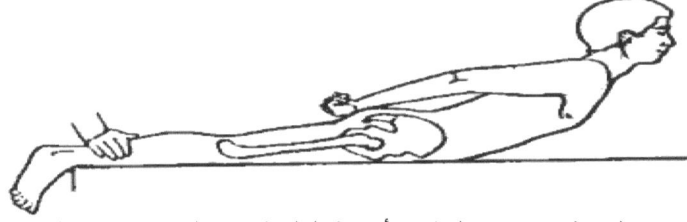

38) _ لتقوية عضلات البطن الأمامية العلوية يقوم المريض بثني الساقين خمس و أربعون درجة ثم يقوم بالضغط بظهره علي السرير لفرد الفقرات القطنية مع يقوم برفع الرأس و الصدر لأعلي في اتجاه البطن و النزول ثانية مع ملاحظة أنه لا يلزم رفع الجذع إلى وضع الجلوس و لكن يكفي رفعه إلى وضع تكون فيه الرأس و الأكتاف مرفوعة عن السرير.

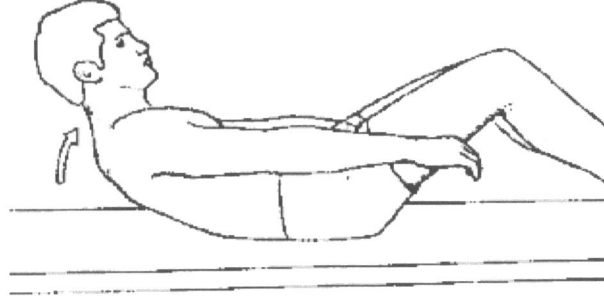

39) _ يكرر نفس التمرين السابق و لكن مع دوران الجذع في اتجاه أحد الركبتين ثم يعود إلى وضع البداية ثم يرفع الجذع في اتجاه الركبة الأخرى هذا التمرين يفيد في تقوية عضلات البطن الجانبية العلوية.

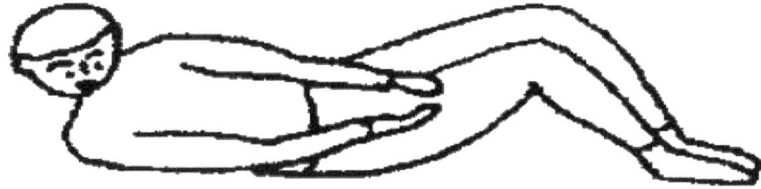

40) _ يقوم المريض بثني الساقين خمس و أربعون درجة ثم يقوم بالضغط بظهره علي السرير لفرد الفقرات القطنية ثم يقوم برفع ساقيه في اتجاه بطنه و النزول ثانية و هذا التمرين يفيد في تقوية عضلات البطن الأمامية السفلية.

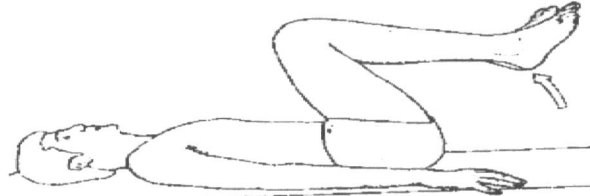

41) _ يكرر نفس التمرين السابق ولكن مع رفع الركبتين في اتجاه أحد الكتفين ثم يعود إلى وضع البداية ثم يرفع الركبتين في اتجاه الكتف الأخر و هذا التمرين يفيد في تقوية عضلات البطن الجانبية السفلية.

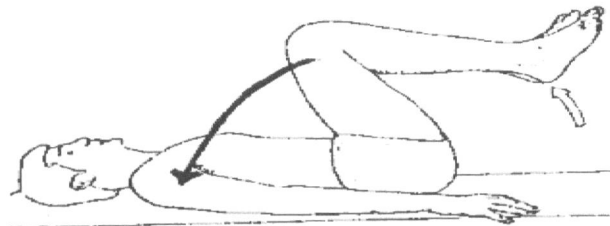

42) _ يحاول المريض وهو نائم على جانبه مستندا على الكوع مع ثني الركبتين رفع الجذع لجعله بمحاذاة باقي الجسم مع الاستناد علي الكوع و الركبتين ثم نزول الجذع .

الام اسفل الظهر

L.B.P

مقدمــــــــــــــــــــــة:

- تعتبر آلام اسفل الظهر من أكثر المشاكل الصحية شيوعاً بين الناس و يأتي في المرتبة الثانية بعد نزلات البرد كسبب للتردد على الأطباء.
- وتتكون منطقة الظهر من (33) فقرة على النحو التالي : (7) عنقية ، (12) صدرية ، (5) قطنية ، (5) عجزية ملتحمين (جزء واحد) ، (4) عصعصية ملتحمين (جزء واحد) و تحتوي على 139 مفصل و عدد من الأربطة التي تربط الفقرات ببعضها .

❋ **أسباب آلام أسفل الظهر** أهمها باختصار:

- أسباب ميكانيكية : وتمثل أكثر من 90% من أسباب آلام اسفل الظهر والمقصود بها :استعمال الظهر بطريقة خاطئة وغير صحيحة في الأنشطة اليومية مما يعرض منطقة اسفل الظهر لإجهاد شديد ينتج عنه تقلص مزمن أو حاد بالعضلات المحيطة بالعمود الفقري أو انزلاق نواة القرص الغضروفي مما يؤدي إلى اختناق بأحد الجذور العصبية المغذية للطرف السفلي و يظهر ذلك في صورة ألم شديد جداً لا يطاق مع تنميل وخدلان بأحد الطرفين السفليين أو هما معاً .
- **أسباب روماتزمية – سبب ايضة او لها علاقة بالغدد الصماء – الضغط النفسي – اسباب بكتيرية- بعض امراض الجهاز البولي التناسلي – بعض امراض الجهاز الهضمي – بعض الاورام.**

❋ **كيفية تجنب حدوث آلام اسفل الظهر** : اتباع القواعد الصحيحة لاستعمال الظهر في الأنشطة اليومية فمثلاً:

عند الراحة و النوم : تجنب النوم على سطح إسفنجي أو ناشف جداً مثل الأرض أيضا تجنب التعرض لتيار هواء مباشر أثناء النوم

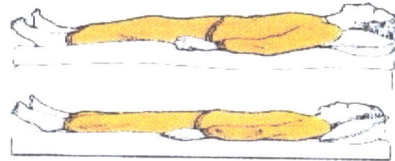

- ✓ عند الحركة من و إلى الفراش: استعمل الأسلوب الصحيح لذلك .

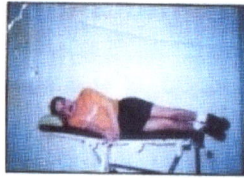

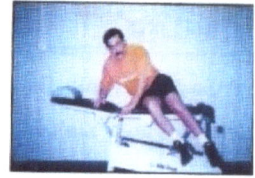

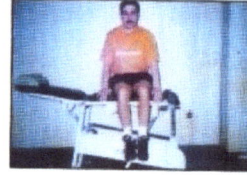

الجلوس على المكتب أو أثناء قيادة السيارة: يكون الظهر مستنداً تماماً مع الاحتفاظ بزاوية الجلوس 90 درجة

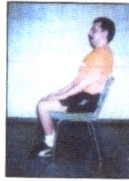

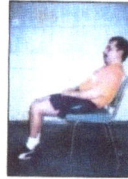

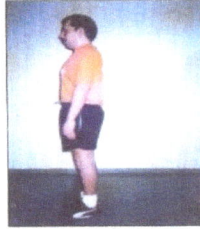

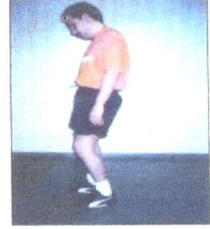

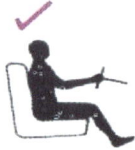

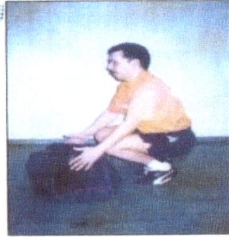

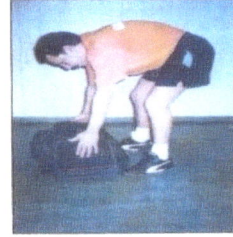

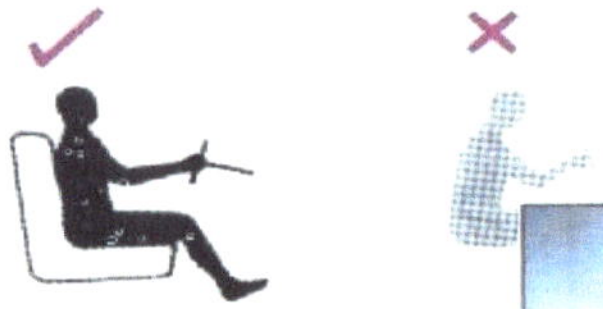

✓ عند الوقوف : قف مستقيماً و الصدر لأعلى و البطن للداخل .

استعمال الطريقة لحمل الأشياء : ثني الركبتين و في استقامة الظهر .

❖ **التشخيص** :

☒ الأشعة العادية (Plain X-ray) – الاشعة المقطعية (ct – scan) – الرنين المغناطيسي – المسح الذري – اضافة الى بعض التحاليل.

❖ ***العـــــــــــــــلاج***:

- **العلاج الدوائي** و يتمثل في المسكنات و مضادات الالتهاب و أحيانا بعض المهدئات
- **العلاج الطبيعي** و يتمثل في التمرينات العلاجية بالإضافة للعلاج الحراري (موجات قصيرة أو أشعة تحت الحمراء أو موجات فوق صوتية) أو العلاج الكهربي و يتمثل في التيارات المتداخلة أو تيارات أخرى يراها الطبيب المعالج أو العلاج المائي الحقن الموضعي للجذر العصبي أو المفصل الزلالي المصاب وهذه الطريقة لها مفعول قوي جداً وفعال في علاج كثير من الحالات خاصة إذا تم إعطاؤه عن طريق الطبيب المختص بجرعة تتراوح من 3-5 حقن في السنة بواقع حقنة موضعية أسبوعيا و لا يوجد أي مضاعفات لهذه الطريقة لأن الجرعة التي تحقن من الكورتيزون أسبوعيا لا تزيد عن الجرعة الفسيولوجية .
- **التدخل الجراحي** : و ذلك إذا لم تجدي الخطوات السابقة لمدة 6 شهور على الأقل .

تمرينات لمرضى آلام اسفل الظهر

أولاً : تمرينات الاستطالة

43)_ يقوم المريض بثني الساقين خمس و أربعون درجة ثم يقوم بجذب ساقيه بيديه برفق في اتجاه بطنه و هذا التمرين يفيد في استطالة عضلات الظهر و يمكن أن يؤدي التمرين بجذب ساق واحدة ثم إنزالها ثم رفع الساق الأخرى.

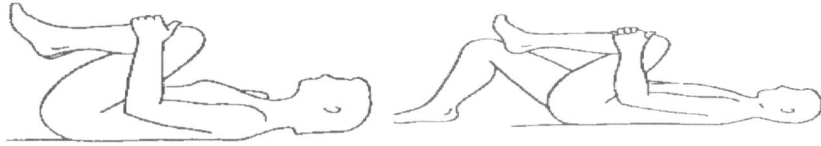

44)_ من وضع السجود يقوم المريض بفرد ذراعيه للأمام قدر الإمكان و الإحساس بالاستطالة و الشد في عضلات الظهر.

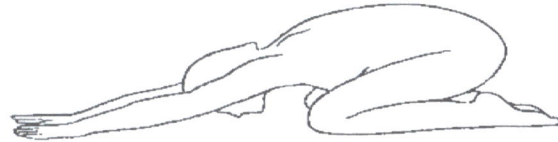

45)_ يأخذ المريض وضع القطة و بحيث يكون مستندا علي يديه وركبتيه يقوس الظهر لأسفل مع رفع الرأس ثم يقوس الظهر لأعلي مع خفض الرأس مع ملاحظة عدم الضغط بشدة في آخر مدي الحركة.

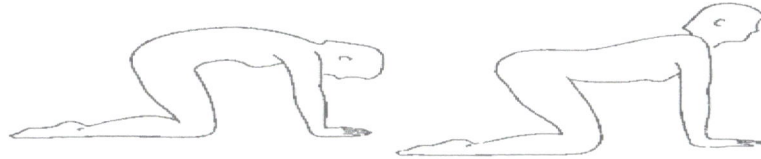

46)_ من وضع النوم علي البطن يقوم المريض برفع الرأس و الصدر لأعلي عن طريق فرد الذراعين و هذا التمرين يفيد في استطالة عضلات البطن و الفخذ ويمكن أداء هذا التمرين من وضع الوقوف كما بالصورة.

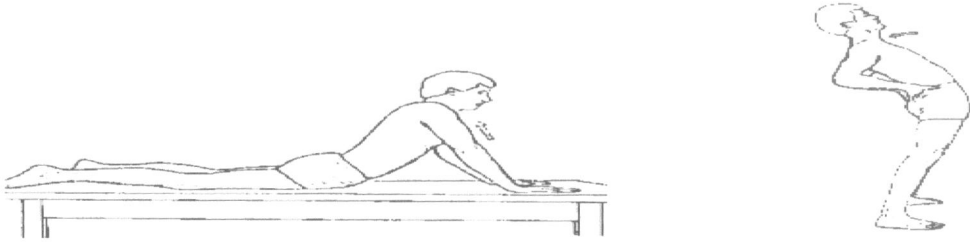

47) ــ يجلس المريض علي حرف السرير مع وضع إحدى ساقيه مفرودة علي السرير و يميل بجسمه للأمام محاولاً لمس أصابع القدم مع الحفاظ علي الركبة مفرودة ثم يقوم بعمل نفس التمرين للساق الأخرى و هذا التمرين يفيد في استطالة عضلات الفخذ الخلفية.

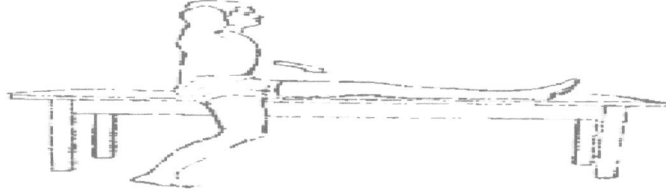

48) ــ ينام المريض بحيث يكون الساقين إلى الركبتين خارج السرير ثم يقوم برفع إحدى ساقيه إلى البطن بيديه مع الحفاظ علي الساق الأخرى علي السرير ويحس بالشد لعضلات الفخذ الأمامية لهذه الساق و ينتظر لثوان في هذا الوضع ويكرر هذا التمرين للساق الأخرى.

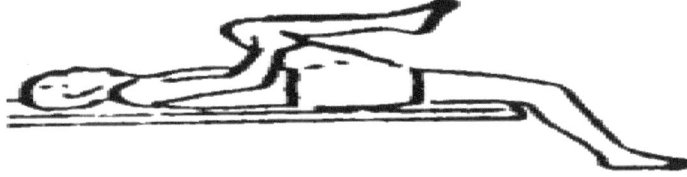

49) ــ من وضع الوقوف يقوم المريض بوضع ساق مثنية للأمام و الأخرى للخلف ويميل بجسمه للأمام لشد عضلات الفخذ الأمامية للساق الخلفية.

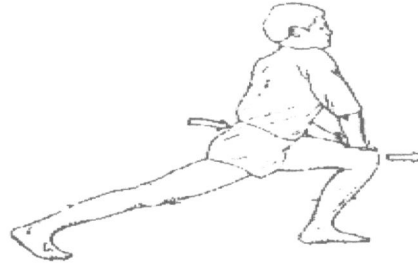

الهدف من هذه التمرينات هو استطالة وتقوية عضلات الظهر والبطن لحماية غضاريف وأنسجة الظهر وزيادة قوة تحمل عضلات البطن والظهر وتحسين الدورة الدموية لأنسجة الظهر وزيادة اتزان العمود الفقري.

50) لتقوية عضلات الظهر يقوم المريض بثني الساقين خمس و أربعون درجة ثم يقوم برفع الجذع لأعلي و النزول ثانية.

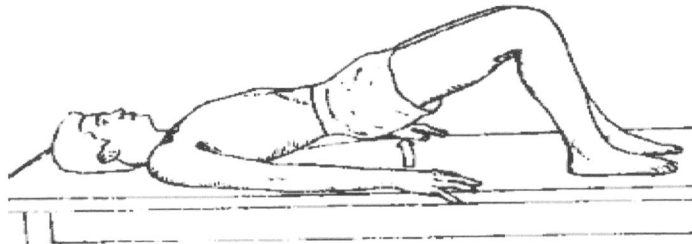

51) _ تقوية عضلات الظهر أيضا يقوم المريض من وضع النوم علي البطن برفع الرأس و الصدر لأعلي و النزول ثانية.

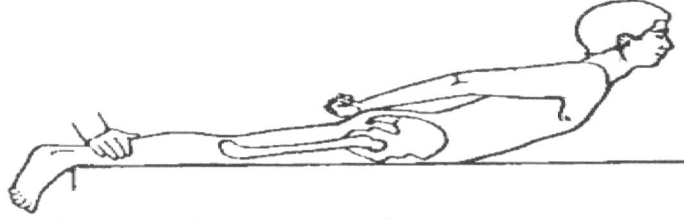

52) _ لتقوية عضلات البطن الأمامية العلوية يقوم المريض بثني الساقين خمس و أربعون درجة ثم يقوم بالضغط بظهره علي السرير لفرد الفقرات القطنية مع يقوم برفع الرأس و الصدر لأعلي في اتجاه البطن و النزول ثانية مع ملاحظة أنه لا يلزم رفع الجذع إلى وضع الجلوس و لكن يكفي رفعه إلى وضع تكون فيه الرأس و الأكتاف مرفوعة عن السرير.

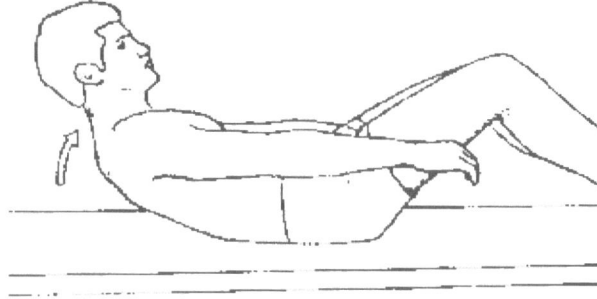

53) _ يكرر نفس التمرين السابق و لكن مع دوران الجذع في اتجاه أحد الركبتين ثم يعود إلى وضع البداية ثم يرفع الجذع في اتجاه الركبة الأخرى هذا التمرين يفيد في تقوية عضلات البطن الجانبية العلوية.

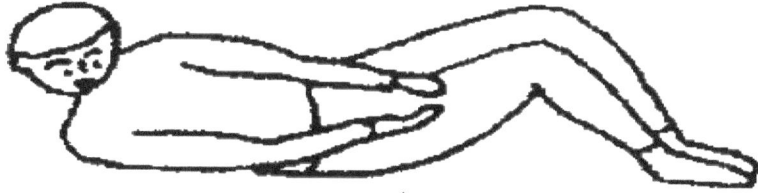

54) _ يقوم المريض بثني الساقين خمس و أربعون درجة ثم يقوم بالضغط بظهره علي السرير لفرد الفقرات القطنية ثم يقوم برفع ساقيه في اتجاه بطنه و النزول ثانية و هذا التمرين يفيد في تقوية عضلات البطن الأمامية السفلية.

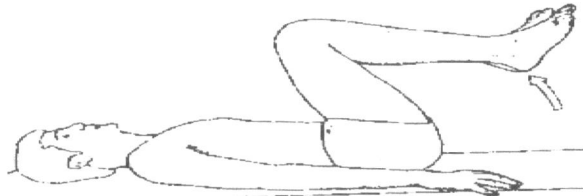

55) _ يكرر نفس التمرين السابق ولكن مع رفع الركبتين في اتجاه أحد الكتفين ثم يعود إلى وضع البداية ثم يرفع الركبتين في اتجاه الكتف الأخر و هذا التمرين يفيد في تقوية عضلات البطن الجانبية السفلية.

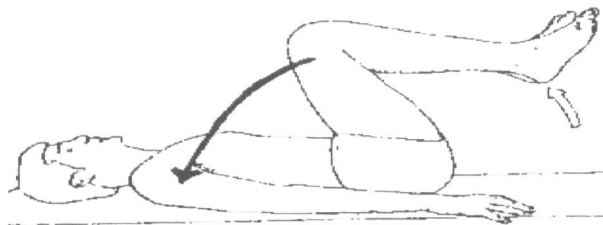

56) _ يحاول المريض وهو نائم على جانبه مستندا على الكوع مع ثني الركبتين رفع الجذع لجعله بمحاذاة باقي الجسم مع الاستناد علي الكوع و الركبتين ثم نزول الجذع .

الام اسفل الظهر

L.B.P

مقدمة :

- ❖ تعتبر آلام اسفل الظهر من أكثر المشاكل الصحية شيوعاً بين الناس و يأتي في المرتبة الثانية بعد نزلات البرد كسبب للتردد على الأطباء.

- ❖ وتتكون منطقة الظهر من (33) فقرة على النحو التالي : (7) عنقية ، (12) صدرية ، (5) قطنية ، (5) عجزية ملتحمين (جزء واحد) ، (4) عصعصية ملتحمين (جزء واحد) و تحتوي على 139 مفصل و عدد من الأربطة التي تربط الفقرات ببعضها .

- ✳ **أسباب آلام أسفل الظهر** أهمها باختصار:

- ● **أسباب ميكانيكية** : وتمثل أكثر من 90% من أسباب آلام اسفل الظهر والمقصود بها : استعمال الظهر بطريقة خاطئة وغير صحيحة في الأنشطة اليومية مما يعرض منطقة اسفل الظهر لإجهاد شديد ينتج عنه تقلص مزمن أو حاد بالعضلات المحيطة بالعمود الفقري أو انزلاق نواة القرص الغضروفي مما يؤدي إلى اختناق بأحد الجذور العصبية المغذية للطرف السفلي و يظهر ذلك في صورة ألم شديد جداً لا يطاق مع تنميل وخدلان بأحد الطرفين السفليين أو هما معاً .

- ● **أسباب روماتزمية – سبب ايضة او لها علاقة بالغدد الصماء – الضفط النفسي – اسباب بكتيرية- بعض امراض الجهاز البولي التناسلي – بعض امراض الجهاز الهضمي – بعض الاورام.**

- ✳ **كيفية تجنب حدوث آلام اسفل الظهر ,** اتباع القواعد الصحيحة لاستعمال الظهر في الأنشطة اليومية فمثلاً :

عند الراحة و النوم : تجنب النوم على سطح إسفنجي أو ناشف جداً مثل الأرض أيضا تجنب التعرض لتيار هواء مباشر أثناء النوم

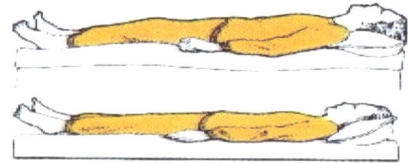

- ✓ عند الحركة من و إلى الفراش: استعمل الأسلوب الصحيح لذلك .

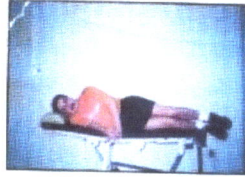

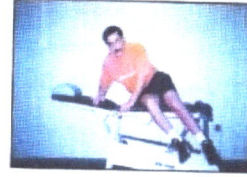

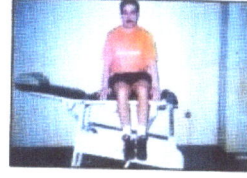

الجلوس على المكتب أو أثناء قيادة السيارة: يكون الظهر مستنداً تماماً مع الاحتفاظ بزاوية الجلوس 90 درجة

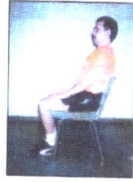

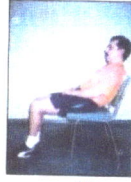

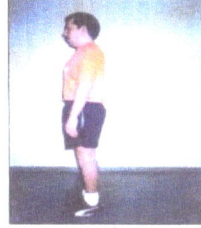

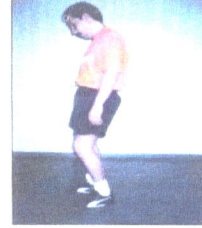

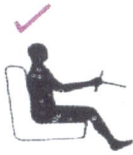

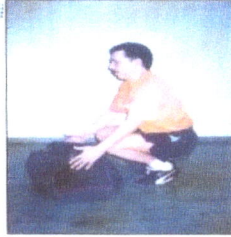

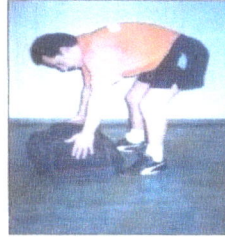

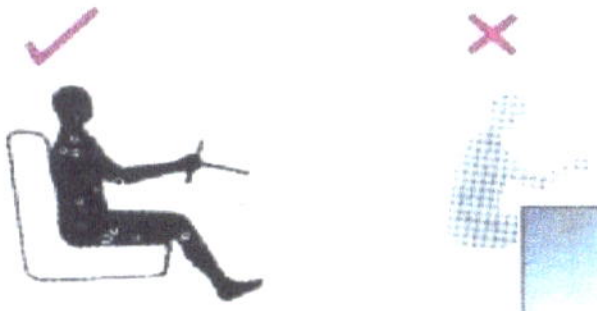

✓ عند الوقوف : قف مستقيماً و الصدر لأعلى و البطن للداخل .

استعمال الطريقة لحمل الأشياء : ثني الركبتين و في استقامة الظهر .

❖ التشخيص :

☒ الأشعة العادية (Plain X-ray) – الاشعة المقطعية (ct – scan) – الرنين المغناطيسي – المسح الذري – اضافة الى بعض التحاليل .

❖ **العـــــلاج** :

☞ **العلاج الدوائي** و يتمثل في المسكنات و مضادات الالتهاب و أحيانا بعض المهدئات

☞ **العلاج الطبيعي** و يتمثل في التمرينات العلاجية بالإضافة للعلاج الحراري (موجات قصيرة أو أشعة تحت الحمراء أو موجات فوق صوتية) أو العلاج الكهربي و يتمثل في التيارات المتداخلة أو تيارات أخرى يراها الطبيب المعالج أو العلاج المائي الحقن الموضعي للجذر العصبي أو المفصل الزلالي المصاب وهذه الطريقة لها مفعول قوي جداً وفعال في علاج كثير من الحالات خاصة إذا تم إعطاؤه عن طريق الطبيب المختص بجرعة تتراوح من 3-5 حقن في السنة بواقع حقنة موضعية أسبوعيا و لا يوجد أي مضاعفات لهذه الطريقة لأن الجرعة التي تحقن من الكورتيزون أسبوعيا لا تزيد عن الجرعة الفسيولوجية .

☞ **التدخل الجراحي** : و ذلك إذا لم تجدي الخطوات السابقة لمدة 6 شهور على الأقل .

تمرينات لمرضى آلام اسفل الظهر

أولاً : تمرينات الاستطالة

57) _ يقوم المريض بثني الساقين خمس و أربعون درجة ثم يقوم بجذب ساقيه بيديه برفق في اتجاه بطنه و هذا التمرين يفيد في استطالة عضلات الظهر و يمكن أن يؤدي التمرين بجذب ساق واحدة ثم إنزالها ثم رفع الساق الأخرى.

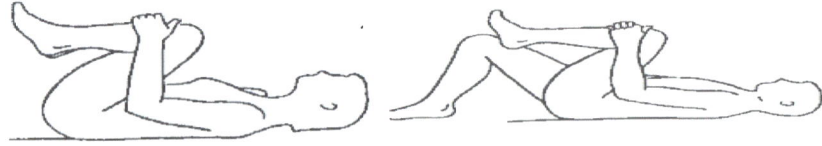

58) _ من وضع السجود يقوم المريض بفرد ذراعيه للأمام قدر الإمكان و الإحساس بالاستطالة و الشد في عضلات الظهر.

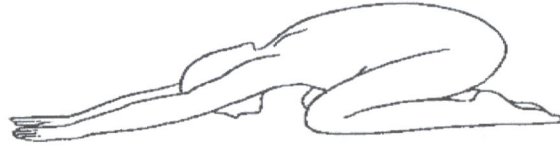

59) _ يأخذ المريض وضع القطة و بحيث يكون مستندا علي يديه وركبتيه يقوس الظهر لأسفل مع رفع الرأس ثم يقوس الظهر لأعلي مع خفض الرأس مع ملاحظة عدم الضغط بشدة في آخر مدي الحركة.

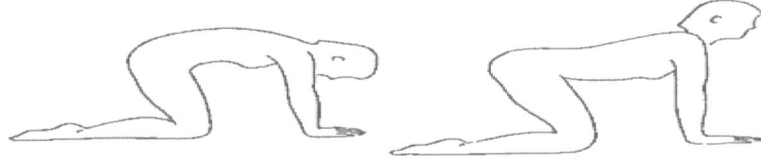

60) _ من وضع النوم علي البطن يقوم المريض برفع الرأس و الصدر لأعلي عن طريق فرد الذراعين و هذا التمرين يفيد في استطالة عضلات البطن و الفخذ ويمكن أداء هذا التمرين من وضع الوقوف كما بالصورة.

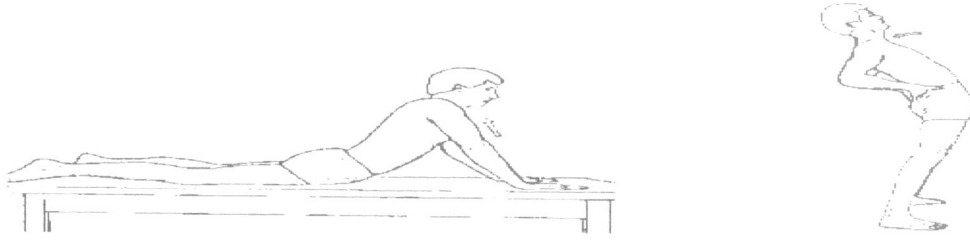

61) _ يجلس المريض علي حرف السرير مع وضع إحدى ساقيه مفرودة علي السرير و يميل بجسمه للأمام محاولاً لمس أصابع القدم مع الحفاظ علي الركبة مفرودة ثم يقوم بعمل نفس التمرين للساق الأخرى و هذا التمرين يفيد في استطالة عضلات الفخذ الخلفية.

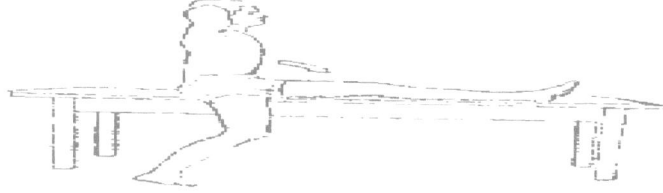

62) _ ينام المريض بحيث يكون الساقين إلى الركبتين خارج السرير ثم يقوم برفع إحدى ساقيه إلى البطن بيديه مع الحفاظ علي الساق الأخرى علي السرير و يحس بالشد لعضلات الفخذ الأمامية لهذه الساق و ينتظر لثوان في هذا الوضع و يكرر هذا التمرين للساق الأخرى.

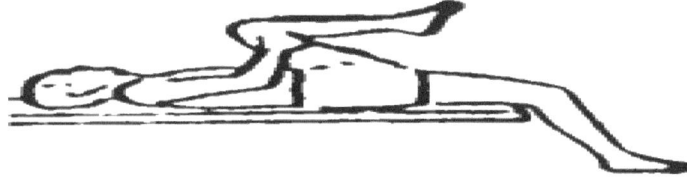

63) _ من وضع الوقوف يقوم المريض بوضع ساق مثنية للأمام و الأخرى للخلف و يميل بجسمه للأمام لشد عضلات الفخذ الأمامية للساق الخلفية.

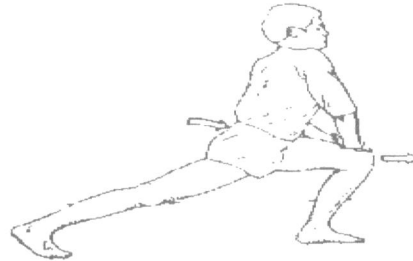

الهدف من هذه التمرينات هو استطالة و تقوية عضلات الظهر و البطن لحماية غضاريف و أنسجة الظهر و زيادة قوة تحمل عضلات البطن و الظهر و تحسين الدورة الدموية لأنسجة الظهر و زيادة اتزان العمود الفقري.

64) _ لتقوية عضلات الظهر يقوم المريض بثني الساقين خمس و أربعون درجة ثم يقوم برفع الجذع لأعلي و النزول ثانية.

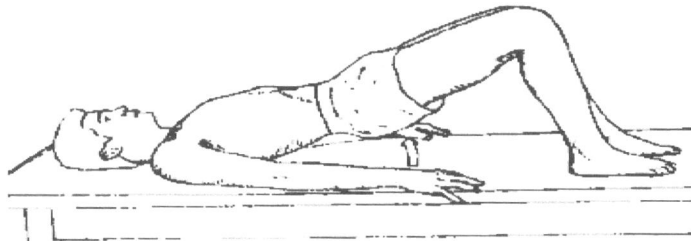

65) _ تقوية عضلات الظهر أيضا يقوم المريض من وضع النوم علي البطن برفع الرأس و الصدر لأعلي و النزول ثانية.

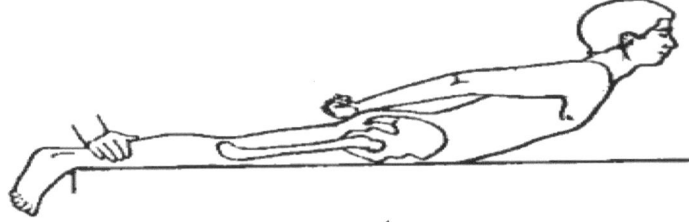

66) _ لتقوية عضلات البطن الأمامية العلوية يقوم المريض بثني الساقين خمس و أربعون درجة ثم يقوم بالضغط بظهره علي السرير لفرد الفقرات القطنية مع يقوم برفع الرأس و الصدر لأعلي في اتجاه البطن و النزول ثانية مع ملاحظة أنه لا يلزم رفع الجذع إلى وضع الجلوس و لكن يكفي رفعه إلى وضع تكون فيه الرأس و الأكتاف مرفوعة عن السرير.

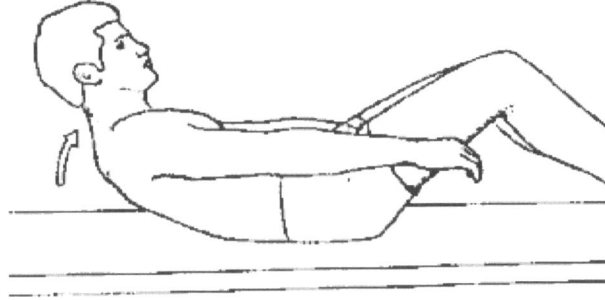

67) _ يكرر نفس التمرين السابق و لكن مع دوران الجذع في اتجاه أحد الركبتين ثم يعود إلى وضع البداية ثم يرفع الجذع في اتجاه الركبة الأخرى هذا التمرين يفيد في تقوية عضلات البطن الجانبية العلوية.

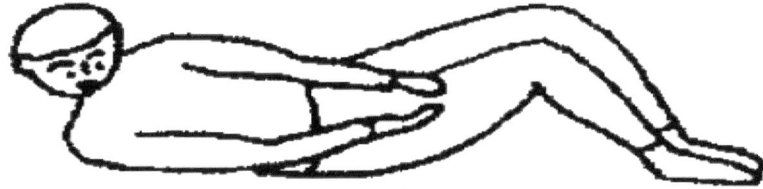

68) _ يقوم المريض بثني الساقين خمس و أربعون درجة ثم يقوم بالضغط بظهره علي السرير لفرد الفقرات القطنية ثم يقوم برفع ساقيه في اتجاه بطنه و النزول ثانية و هذا التمرين يفيد في تقوية عضلات البطن الأمامية السفلية.

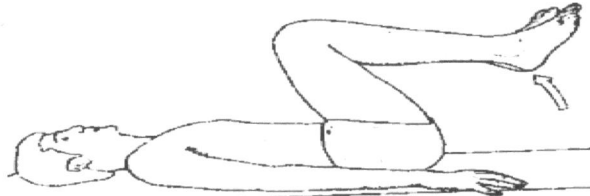

69) _ يكرر نفس التمرين السابق ولكن مع رفع الركبتين في اتجاه أحد الكتفين ثم يعود إلى وضع البداية ثم يرفع الركبتين في اتجاه الكتف الأخر و هذا التمرين يفيد في تقوية عضلات البطن الجانبية السفلية.

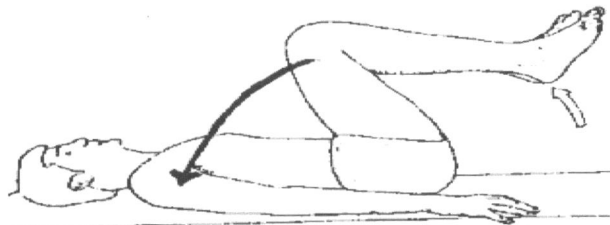

70) _ يحاول المريض وهو نائم على جانبه مستندا على الكوع مع ثني الركبتين رفع الجذع لجعله بمحاذاة باقي الجسم مع الاستناد علي الكوع و الركبتين ثم نزول الجذع .

الام اسفل الظهر

L.B.P

مقدمـــــــــــــــــــة:

- ❖ تعتبر آلام اسفل الظهر من أكثر المشاكل الصحية شيوعاً بين الناس و يأتي في المرتبة الثانية بعد نزلات البرد كسبب للتردد على الأطباء.
- ❖ وتتكون منطقة الظهر من (33) فقرة على النحو التالي : (7) عنقية ، (12) صدرية ، (5) قطنية ، (5) عجزية ملتحمين (جزء واحد) ، (4) عصعصية ملتحمين (جزء واحد) و تحتوي على 139 مفصل و عدد من الأربطة التي تربط الفقرات ببعضها .

❋ ***أسباب آلام أسفل الظهر*** أهمها باختصار:

- أسباب ميكانيكية : وتمثل أكثر من 90% من أسباب آلام اسفل الظهر والمقصود بها :استعمال الظهر بطريقة خاطئة وغير صحيحة في الأنشطة اليومية مما يعرض منطقة اسفل الظهر لإجهاد شديد ينتج عنه تقلص مزمن أو حاد بالعضلات المحيطة بالعمود الفقري أو انزلاق نواة القرص الغضروفي مما يؤدي إلى اختناق بأحد الجذور العصبية المغذية للطرف السفلي و يظهر ذلك في صورة ألم شديد جداً لا يطاق مع تنميل وخدلان بأحد الطرفين السفليين أو هما معاً.
- **أسباب روماتزمية – سبب ايضة او لها علاقة بالغدد الصماء – الضغط النفسي – اسباب بكتيرية- بعض امراض الجهاز البولي التناسلي – بعض امراض الجهاز الهضمي – بعض الاورام.**

❋ **كيفية تجنب حدوث آلام اسفل الظهر** , اتباع القواعد الصحيحة لاستعمال الظهر في الأنشطة اليومية فمثلاً:

عند الراحة و النوم : تجنب النوم على سطح إسفنجي أو ناشف جداً مثل الأرض أيضا تجنب التعرض لتيار هواء مباشر أثناء النوم

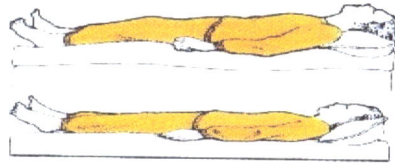

✓ عند الحركة من و إلى الفراش: استعمل الأسلوب الصحيح لذلك .

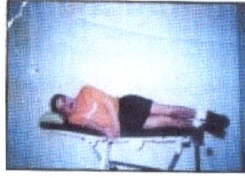

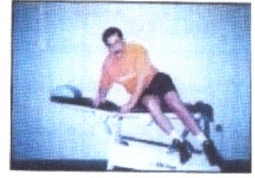

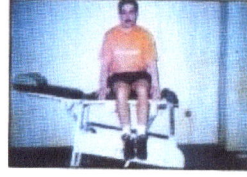

الجلوس على المكتب أو أثناء قيادة السيارة: يكون الظهر مستنداً تماماً مع الاحتفاظ بزاوية الجلوس 90 درجة

✓

✗

✓

✗

✓ ✗

✓

✗

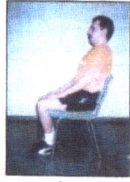

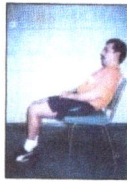

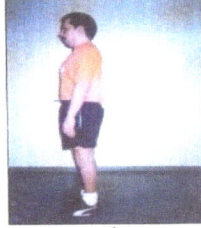

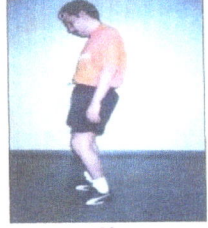

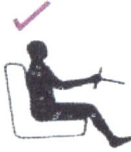

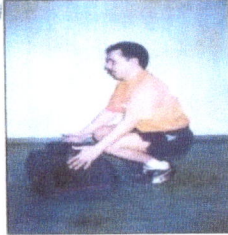

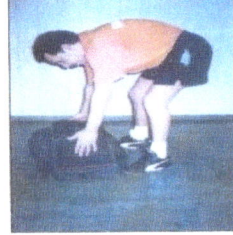

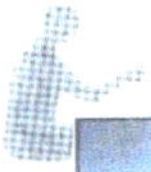

✓ عند الوقوف : قف مستقيماً و الصدر لأعلى و البطن للداخل

.

استعمال الطريقة لحمل الأشياء : ثني الركبتين و في استقامة الظهر .

❖ التشخيص :

☒ الأشعة العادية (Plain X-ray) – الاشعة المقطعية (ct – scan) – الرنين المغناطيسي – المسح الذري – اضافة الى بعض التحاليل.

❖ <u>العــــــــلاج:</u>

☞ <u>العلاج الدوائي</u> و يتمثل في المسكنات و مضادات الالتهاب و أحيانا بعض المهدئات

☞ <u>العلاج الطبيعي</u> و يتمثل في التمرينات العلاجية بالإضافة للعلاج الحراري (موجات قصيرة أو أشعة تحت الحمراء أو موجات فوق صوتية) أو العلاج الكهربي و يتمثل في التيارات المتداخلة أو تيارات أخرى يراها الطبيب المعالج أو العلاج المائي الحقن الموضعي للجذر العصبي أو المفصل الزلالي المصاب وهذه الطريقة لها مفعول قوي جداً وفعال في علاج كثير من الحالات خاصة إذا تم إعطاؤه عن طريق الطبيب المختص بجرعة تتراوح من 3-5 حقن في السنة بواقع حقنة موضعية أسبوعيا و لا يوجد أي مضاعفات لهذه الطريقة لأن الجرعة التي تحقن من الكورتيزون أسبوعيا لا تزيد عن الجرعة الفسيولوجية .

☞ <u>التدخل الجراحي</u> : و ذلك إذا لم تجدي الخطوات السابقة لمدة 6 شهور على الأقل .

<u>**تمرينات لمرضى آلام اسفل الظهر**</u>

أولاً : تمرينات الاستطالة

71) _ يقوم المريض بثني الساقين خمس و أربعون درجة ثم يقوم بجذب ساقيه بيديه برفق في اتجاه بطنه و هذا التمرين يفيد في استطالة عضلات الظهر و يمكن أن يؤدي التمرين بجذب ساق واحدة ثم إنزالها ثم رفع الساق الأخرى.

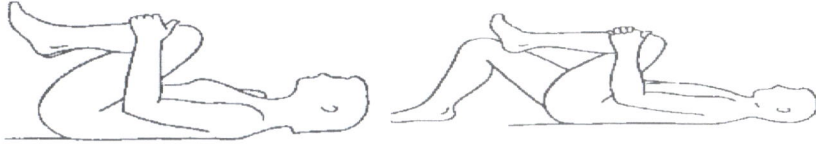

72) _ من وضع السجود يقوم المريض بفرد ذراعيه للأمام قدر الإمكان و الإحساس بالاستطالة و الشد في عضلات الظهر.

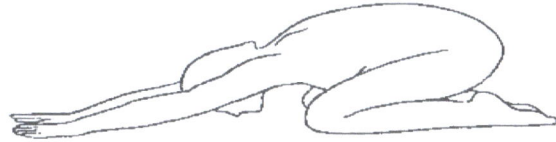

73) _ يأخذ المريض وضع القطة و بحيث يكون مستندا علي يديه وركبتيه يقوس الظهر لأسفل مع رفع الرأس ثم يقوس الظهر لأعلي مع خفض الرأس مع ملاحظة عدم الضغط بشدة في آخر مدي الحركة.

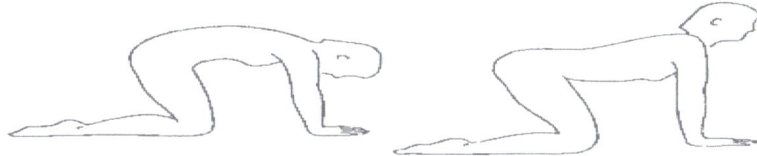

74) _ من وضع النوم علي البطن يقوم المريض برفع الرأس و الصدر لأعلي عن طريق فرد الذراعين و هذا التمرين يفيد في استطالة عضلات البطن و الفخذ ويمكن أداء هذا التمرين من وضع الوقوف كما بالصورة.

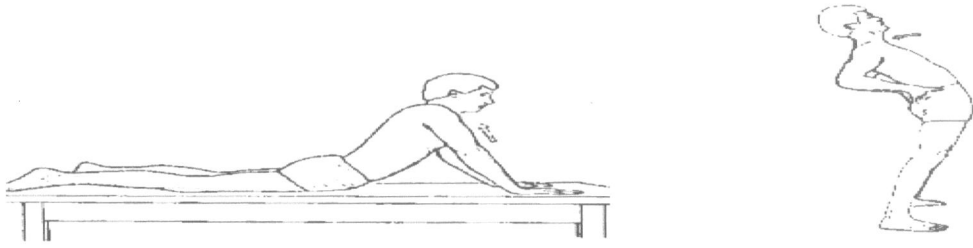

75) ــ يجلس المريض علي حرف السرير مع وضع إحدى ساقيه مفرودة علي السرير و يميل بجسمه للأمام محاولاً لمس أصابع القدم مع الحفاظ علي الركبة مفرودة ثم يقوم بعمل نفس التمرين للساق الأخرى و هذا التمرين يفيد في استطالة عضلات الفخذ الخلفية.

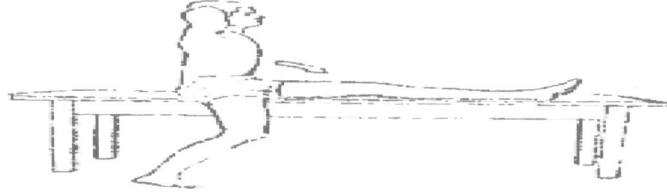

76) ــ ينام المريض بحيث يكون الساقين إلى الركبتين خارج السرير ثم يقوم برفع إحدى ساقيه إلى البطن بيديه مع الحفاظ علي الساق الأخرى علي السرير ويحس بالشد لعضلات الفخذ الأمامية لهذه الساق و ينتظر لثوان في هذا الوضع ويكرر هذا التمرين للساق الأخرى.

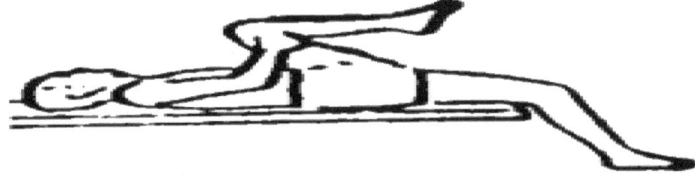

77) ــ من وضع الوقوف يقوم المريض بوضع ساق مثنية للأمام و الأخرى للخلف ويميل بجسمه للأمام لشد عضلات الفخذ الأمامية للساق الخلفية.

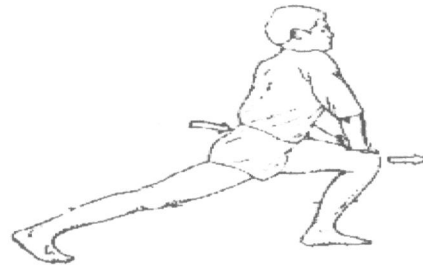

الهدف من هذه التمرينات هو استطالة وتقوية عضلات الظهر والبطن لحماية غضاريف وأنسجة الظهر وزيادة قوة تحمل عضلات البطن والظهر و تحسين الدورة الدموية لأنسجة الظهر وزيادة اتزان العمود الفقري.

78) لتقوية عضلات الظهر يقوم المريض بثني الساقين خمس و أربعون درجة ثم يقوم برفع الجذع لأعلي و النزول ثانية.

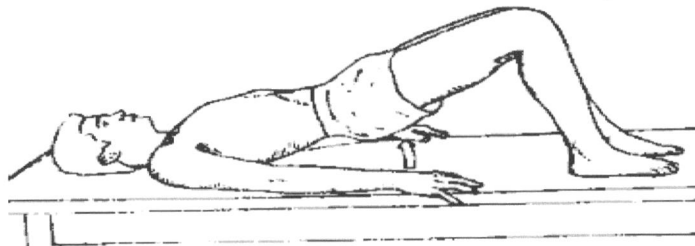

79) _ تقوية عضلات الظهر أيضا يقوم المريض من وضع النوم علي البطن برفع الرأس و الصدر لأعلي و النزول ثانية.

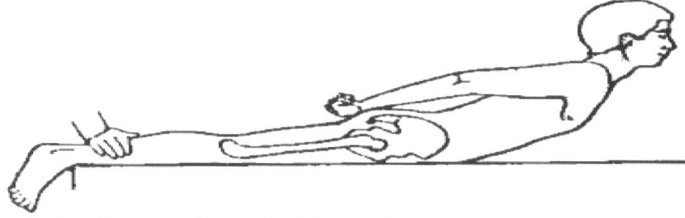

80) _ لتقوية عضلات البطن الأمامية العلوية يقوم المريض بثني الساقين خمس و أربعون درجة ثم يقوم بالضغط بظهره علي السرير لفرد الفقرات القطنية مع يقوم برفع الرأس و الصدر لأعلي في اتجاه البطن و النزول ثانية مع ملاحظة أنه لا يلزم رفع الجذع إلى وضع الجلوس و لكن يكفي رفعه إلى وضع تكون فيه الرأس و الأكتاف مرفوعة عن السرير.

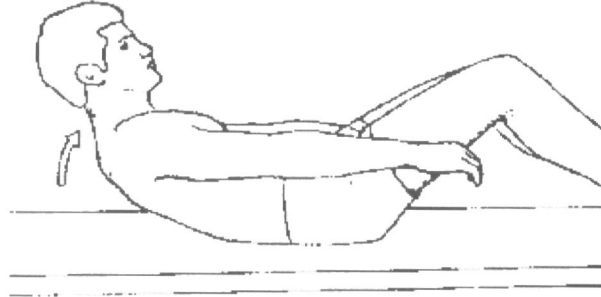

81) _ يكرر نفس التمرين السابق و لكن مع دوران الجذع في اتجاه أحد الركبتين ثم يعود إلى وضع البداية ثم يرفع الجذع في اتجاه الركبة الأخرى هذا التمرين يفيد في تقوية عضلات البطن الجانبية العلوية.

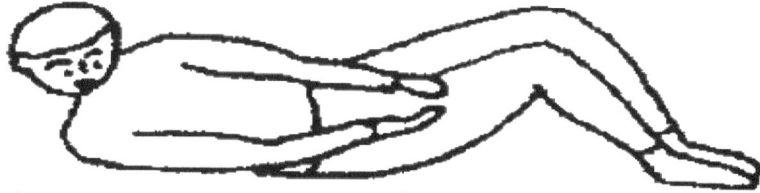

82) _ يقوم المريض بثني الساقين خمس و أربعون درجة ثم يقوم بالضغط بظهره علي السرير لفرد الفقرات القطنية ثم يقوم برفع ساقيه في اتجاه بطنه و النزول ثانية و هذا التمرين يفيد في تقوية عضلات البطن الأمامية السفلية.

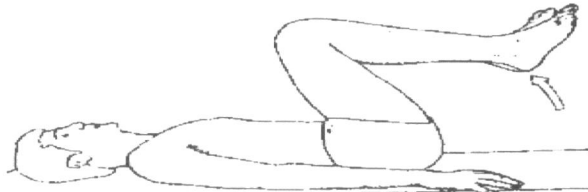

83) _ يكرر نفس التمرين السابق ولكن مع رفع الركبتين في اتجاه أحد الكتفين ثم يعود إلى وضع البداية ثم يرفع الركبتين في اتجاه الكتف الأخر و هذا التمرين يفيد في تقوية عضلات البطن الجانبية السفلية.

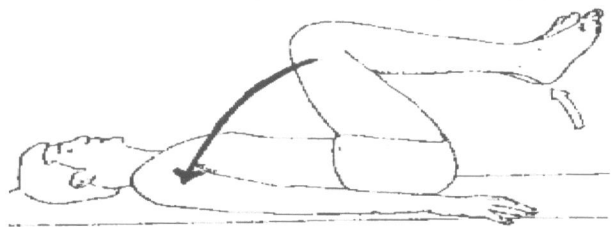

84) _ يحاول المريض وهو نائم على جانبه مستندا على الكوع مع ثني الركبتين رفع الجذع لجعله بمحاذاة باقي الجسم مع الاستناد علي الكوع و الركبتين ثم نزول الجذع .

الام اسفل الظهر

L.B.P

مقدمــــــــــــــــــة:

- ❖ تعتبر آلام اسفل الظهر من أكثر المشاكل الصحية شيوعاً بين الناس و يأتي في المرتبة الثانية بعد نزلات البرد كسبب للتردد على الأطباء.
- ❖ وتتكون منطقة الظهر من (33) فقرة على النحو التالي : (7) عنقية ، (12) صدرية ، (5) قطنية ، (5) عجزية ملتحمين (جزء واحد) ، (4) عصعصية ملتحمين (جزء واحد) و تحتوي على 139 مفصل و عدد من الأربطة التي تربط الفقرات ببعضها .

❋ **أسباب آلام أسفل الظهر** أهمها **باختصار**:

- أسباب ميكانيكية : وتمثل أكثر من 90% من أسباب آلام اسفل الظهر والمقصود بها :استعمال الظهر بطريقة خاطئة وغير صحيحة في الأنشطة اليومية مما يعرض منطقة اسفل الظهر لإجهاد شديد ينتج عنه تقلص مزمن أو حاد بالعضلات المحيطة بالعمود الفقري أو انزلاق نواة القرص الغضروفي مما يؤدي إلى اختناق بأحد الجذور العصبية المغذية للطرف السفلي و يظهر ذلك في صورة ألم شديد جداً لا يطاق مع تنميل وخدلان بأحد الطرفين السفليين أو هما معاً.
- **أسباب روماتزمية – سبب ايضة او لها علاقة بالغدد الصماء – الضغط النفسي – اسباب بكتيرية- بعض امراض الجهاز البولي التناسلي – بعض امراض الجهاز الهضمي – بعض الاورام.**

❋ **كيفية تجنب حدوث آلام اسفل الظهر** ، اتباع القواعد الصحيحة لاستعمال الظهر في الأنشطة اليومية فمثلاً:

عند الراحة و النوم : تجنب النوم على سطح إسفنجي أو ناشف جداً مثل الأرض أيضا تجنب التعرض لتيار هواء مباشر أثناء النوم

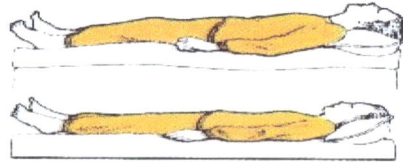

- ✓ عند الحركة من و إلى الفراش: استعمل الأسلوب الصحيح لذلك .

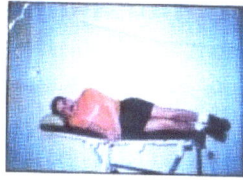

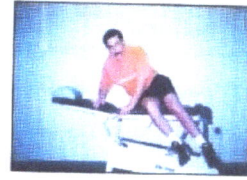

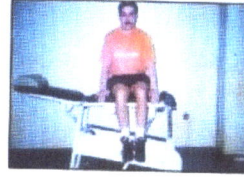

الجلوس على المكتب أو أثناء قيادة السيارة: يكون الظهر مستنداً تماماً مع الاحتفاظ بزاوية الجلوس 90 درجة

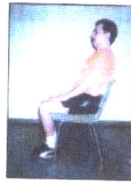

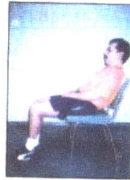

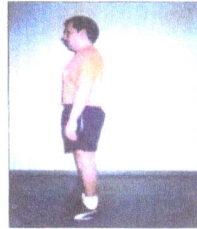

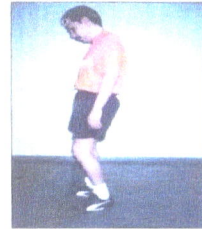

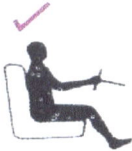

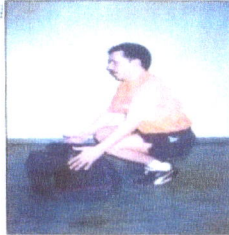

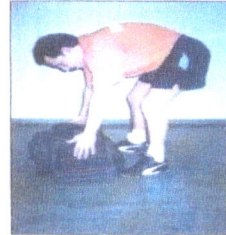

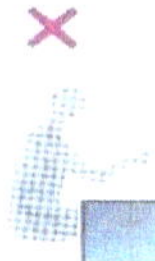

✓ عند الوقوف : قف مستقيماً و الصدر لأعلى و البطن للداخل .

استعمال الطريقة لحمل الأشياء : ثني الركبتين و في استقامة الظهر .

❖ **التشخيص** :

☒ الأشعة العادية (Plain X-ray) – الاشعة المقطعية (ct – scan) – الرنين المغناطيسي – المسح الذري – اضافة الى بعض التحاليل.

❖ ***العــــــــــلاج:***

ꝏ **العلاج الدوائي** و يتمثل في المسكنات و مضادات الالتهاب و أحيانا بعض المهدئات

ꝏ **العلاج الطبيعي** و يتمثل في التمرينات العلاجية بالإضافة للعلاج الحراري (موجات قصيرة أو أشعة تحت الحمراء أو موجات فوق صوتية) أو العلاج الكهربي و يتمثل في التيارات المتداخلة أو تيارات أخرى يراها الطبيب المعالج أو العلاج المائي الحقن الموضعي للجذر العصبي أو المفصل الزلالي المصاب وهذه الطريقة لها مفعول قوي جداً وفعال في علاج كثير من الحالات خاصة إذا تم إعطاؤه عن طريق الطبيب المختص بجرعة تتراوح من 3-5 حقن في السنة بواقع حقنة موضعية أسبوعيا و لا يوجد أي مضاعفات لهذه الطريقة لأن الجرعة التي تحقن من الكورتيزون أسبوعيا لا تزيد عن الجرعة الفسيولوجية .

ꝏ **التدخل الجراحي** : و ذلك إذا لم تجدي الخطوات السابقة لمدة 6 شهور على الأقل .

تمرينات لمرضى آلام اسفل الظهر

أولاً : تمرينات الاستطالة

85)_ يقوم المريض بثني الساقين خمس و أربعون درجة ثم يقوم بجذب ساقيه بيديه برفق في اتجاه بطنه و هذا التمرين يفيد في استطالة عضلات الظهر و يمكن أن يؤدي التمرين بجذب ساق واحدة ثم إنزالها ثم رفع الساق الأخرى.

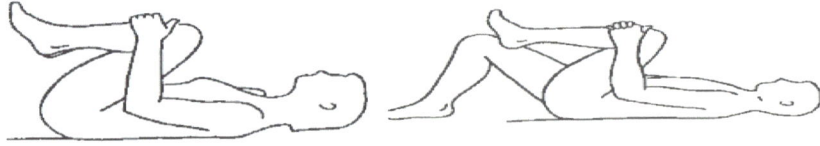

86)_ من وضع السجود يقوم المريض بفرد ذراعيه للأمام قدر الإمكان و الإحساس بالاستطالة و الشد في عضلات الظهر.

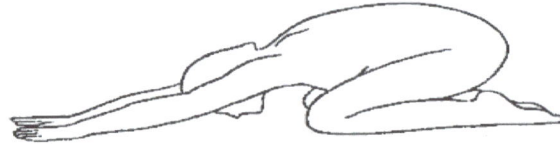

87)_ يأخذ المريض وضع القطة و بحيث يكون مستندا علي يديه وركبتيه يقوس الظهر لأسفل مع رفع الرأس ثم يقوس الظهر لأعلي مع خفض الرأس مع ملاحظة عدم الضغط بشدة في آخر مدي الحركة.

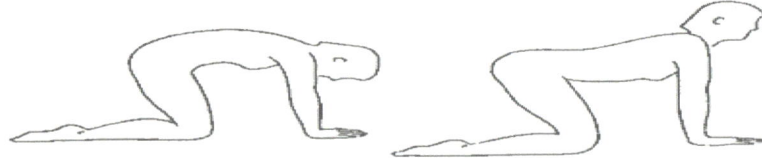

88)_ من وضع النوم علي البطن يقوم المريض برفع الرأس و الصدر لأعلي عن طريق فرد الذراعين و هذا التمرين يفيد في استطالة عضلات البطن و الفخذ ويمكن أداء هذا التمرين من وضع الوقوف كما بالصورة.

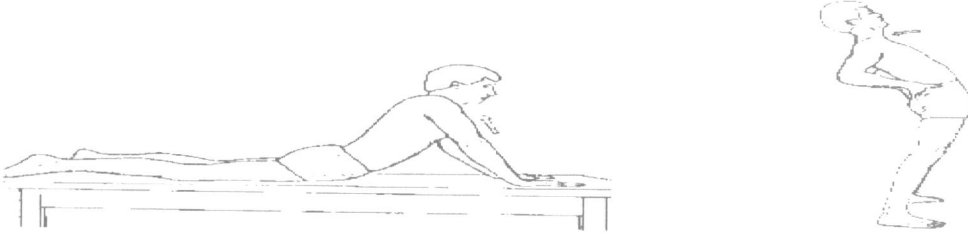

89) _ يجلس المريض علي حرف السرير مع وضع إحدى ساقيه مفرودة علي السرير و يميل بجسمه للأمام محاولاً لمس أصابع القدم مع الحفاظ علي الركبة مفرودة ثم يقوم بعمل نفس التمرين للساق الأخرى و هذا التمرين يفيد في استطالة عضلات الفخذ الخلفية.

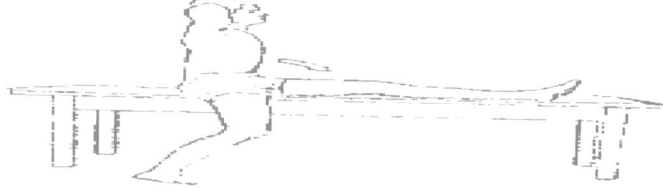

90) _ ينام المريض بحيث يكون الساقين إلى الركبتين خارج السرير ثم يقوم برفع إحدى ساقيه إلى البطن بيديه مع الحفاظ علي الساق الأخرى علي السرير و يحس بالشد لعضلات الفخذ الأمامية لهذه الساق و ينتظر لثوان في هذا الوضع و يكرر هذا التمرين للساق الأخرى.

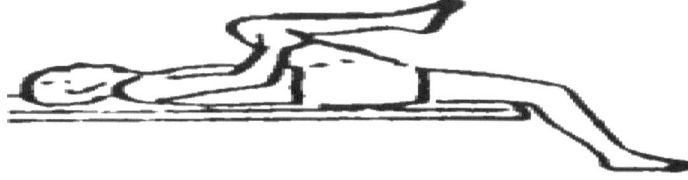

91) _ من وضع الوقوف يقوم المريض بوضع ساق مثنية للأمام و الأخرى للخلف و يميل بجسمه للأمام لشد عضلات الفخذ الأمامية للساق الخلفية.

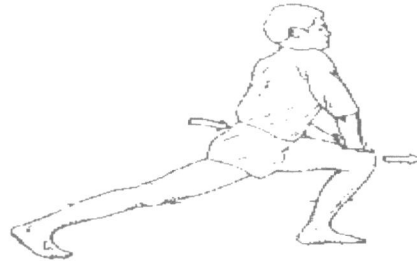

الهدف من هذه التمرينات هو استطالة و تقوية عضلات الظهر و البطن لحماية غضاريف و أنسجة الظهر و زيادة قوة تحمل عضلات البطن و الظهر و تحسين الدورة الدموية لأنسجة الظهر و زيادة اتزان العمود الفقري.

92) _ لتقوية عضلات الظهر يقوم المريض بثني الساقين خمس و أربعون درجة ثم يقوم برفع الجذع لأعلي و النزول ثانية.

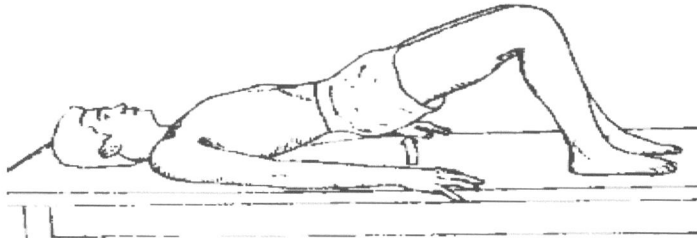

93) _ تقوية عضلات الظهر أيضا يقوم المريض من وضع النوم علي البطن برفع الرأس و الصدر لأعلي و النزول ثانية.

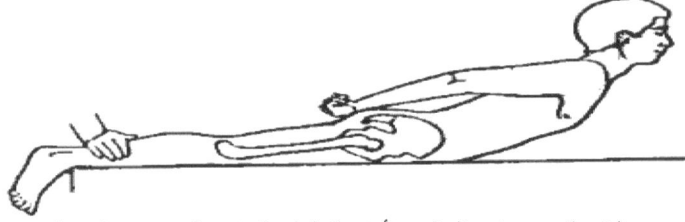

94) _ لتقوية عضلات البطن الأمامية العلوية يقوم المريض بثني الساقين خمس و أربعون درجة ثم يقوم بالضغط بظهره علي السرير لفرد الفقرات القطنية مع يقوم برفع الرأس و الصدر لأعلي في اتجاه البطن و النزول ثانية مع ملاحظة أنه لا يلزم رفع الجذع إلى وضع الجلوس و لكن يكفي رفعه إلى وضع تكون فيه الرأس و الأكتاف مرفوعة عن السرير.

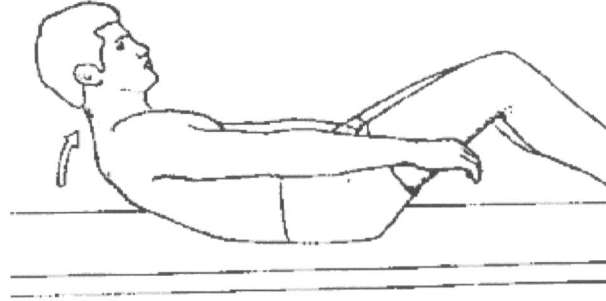

95) _ يكرر نفس التمرين السابق و لكن مع دوران الجذع في اتجاه أحد الركبتين ثم يعود إلى وضع البداية ثم يرفع الجذع في اتجاه الركبة الأخرى هذا التمرين يفيد في تقوية عضلات البطن الجانبية العلوية.

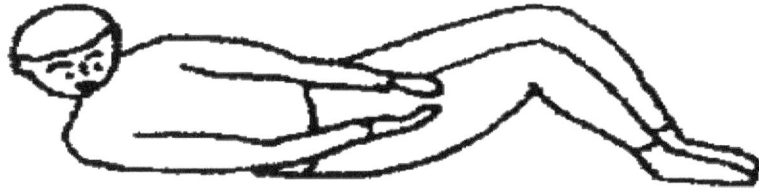

96) _ يقوم المريض بثني الساقين خمس و أربعون درجة ثم يقوم بالضغط بظهره علي السرير لفرد الفقرات القطنية ثم يقوم برفع ساقيه في اتجاه بطنه و النزول ثانية و هذا التمرين يفيد في تقوية عضلات البطن الأمامية السفلية.

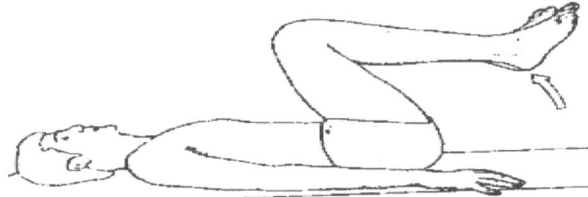

97) _ يكرر نفس التمرين السابق ولكن مع رفع الركبتين في اتجاه أحد الكتفين ثم يعود إلى وضع البداية ثم يرفع الركبتين في اتجاه الكتف الأخر و هذا التمرين يفيد في تقوية عضلات البطن الجانبية السفلية.

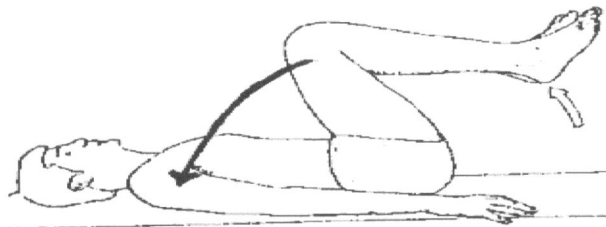

98) _ يحاول المريض وهو نائم على جانبه مستندا على الكوع مع ثني الركبتين رفع الجذع لجعله بمحاذاة باقي الجسم مع الاستناد علي الكوع و الركبتين ثم نزول الجذع .